reinhardt

AF114041

Reinhardts Gerontologische Reihe
Band 43

Erich Schützendorf, Wolfgang Dannecker

Vergesslich, störrisch, undankbar?

Demente Angehörige liebevoll pflegen

Ernst Reinhardt Verlag München Basel

Erich Schützendorf, Dipl.-Päd., Fachbereichsleiter für Fragen des Älterwerdens und stellvertretender Direktor der VHS Kreis Viersen. Mitglied im Arbeitskreis „Geragogik" in der Deutschen Gesellschaft für Gerontologie und Geriatrie.

Von Erich Schützendorf außerdem im Ernst Reinhardt Verlag lieferbar: „Das Recht der Alten auf Eigensinn", ISBN 978-3-497-01662-4

Wolfgang Dannecker, Dipl.-Sozialarbeiter, Dipl.-Sozialgerontologe, langjährige Tätigkeit in der kommunalen Altenberatung und Altenplanung, Unterrichtstätigkeiten an Hoch- und Altenpflegeschulen, Dozent in der Erwachsenenbildung.

Coverfoto: © Konstantin Sutyagin / fotolia.com

Bibliografische Information der Deutschen Nationalbibliothek

Die Deutsche Nationalbibliothek verzeichnet diese Publikation in der Deutschen Nationalbibliografie; detaillierte bibliografische Daten sind im Internet über <http://dnb.dnb.de> abrufbar.
ISBN 9783497020300
ISSN 0939-558X

© 2008 by Ernst Reinhardt, GmbH & Co KG, Verlag, München

Dieses Werk, einschließlich aller seiner Teile, ist urheberrechtlich geschützt. Jede Verwertung außerhalb der engen Grenzen des Urheberrechtsgesetzes ist ohne schriftliche Zustimmung der Ernst Reinhardt GmbH & Co KG, München, unzulässig und strafbar. Das gilt insbesondere für Vervielfältigungen, Übersetzungen in andere Sprachen, Mikroverfilmungen und für die Einspeicherung und Verarbeitung in elektronischen Systemen.

Printed in Germany
Reihenkonzeption Umschlag: Oliver Linke, Augsburg
Satz: ew print & medien service gmbh, Würzburg
Druck und Bindung: Friedrich Pustet, Regensburg

Ernst Reinhardt Verlag, Kemnatenstr. 46, D80639 München
Net: www.reinhardtverlag.de EMail: info@reinhardtverlag.de

Inhalt

Vorwort 9

Die Geschichte von Karin und ihrer Mutter 11
Die Verantwortung beginnt 11
Was ist mit Mutter los? 15
Auffällige Veränderungen 17
Ohne Hilfe geht es nicht mehr 27
Mutter braucht Pflege 35
Es geht auf und ab 47
Mutter zieht ins Haus 51
Das liebe Geld 59
Man richtet sich ein 64
Alles gerät durcheinander 73
Karin kann nicht mehr 81
Das Heim als Ausweg 85
Mutter im Pflegeheim 90
Es geht zu Ende 101

Infothek 105
1 Soziales Leben und Aktivität 108
1.1 Kontakte 108
1.2 Altenbegegnung und Seniorenaktivitäten 109
1.3 Urlaub und Erholung 110

2 Vorsorge treffen 111
2.1 Klärungen und Vorkehrungen im Privaten 111
Pflege- und Betreuungsverträge 112
Bestattungs- und Grabpflegeverfügungen 112
Nachlassvorsorge 112

2.2	Vorsorgevollmacht	113
2.3	Betreuungsverfügung	115
2.4	Patientenverfügung	115
2.5	Zur Wirksamkeit von Willenserklärungen	117
3	**Information und Beratung**	**118**
3.1	Informationsquellen	118
3.2	Alten- und Angehörigenberatung	119
3.3	Pflegeberatung	120
3.4	Wohnberatung	120
3.5	Gesprächskreise für Angehörige	122
4	**Selbstbestimmung und Betreuungsrecht**	**124**
4.1	Verpflichtung und Verantwortung	124
4.2	Haftung	125
4.3	Auskunftsanspruch	125
4.4	Wohnungskündigung	126
4.5	Freiheit und Zwang	126
4.6	Das Betreuungsrecht	128
4.7	Betreuung und Unterbringung	130
5	**Gesundheit**	**131**
5.1	Medikamente gegen das Alter?	131
5.2	Zustimmung zur ärztlichen Behandlung	131
5.3	Der Weg zum Nervenarzt	132
5.4	Nervenkliniken	133
5.5	Gedächtnissprechstunden	133
5.6	Was heißt „Demenz"?	133
5.7	Der Mini-Mental-Status-Test	136
5.8	Fördernder Umgang mit dementiell veränderten Menschen	137
	Die Umwelt an die Fähigkeiten anpassen	137
	Kein quälendes Training	137
	Unterschiedliche Wirklichkeiten	138
	Gefühle stehen im Vordergrund	138
	Bewegung und Beschäftigung	138
	Umgang mit aggressivem Verhalten	139
	Auf Sprache achten	140
5.9	Medikamentöse Behandlung der Demenz	140

6	**Häusliche Pflege**	**142**
6.1	Der Pflege- und Sozialmarkt	142
6.2	Pflegedienste	143
6.3	Nichtpflegerische Hilfen	144
6.4	Niederschwellige Betreuungsangebote	145
6.5	Ausländische Pflegekräfte und Haushaltshilfen	146
6.6	Essen auf Rädern	147
6.7	Hausnotruf	148
6.8	Technische Hilfen	148
6.9	Pflegeartikel bei Inkontinenz	149
6.10	Behandlungspflege	150
6.11	Pflegezeit nach dem Pflegezeitgesetz	151
7	**Tages- und Nachtpflege (teilstationäre Pflege)**	**153**
8	**Verhinderungs- und Kurzzeitpflege**	**155**
9	**Stationäre Pflege**	**157**
9.1	Das „richtige" Pflegeheim	157
9.2	Checkliste zur Heimauswahl	158
9.3	Anmeldung und Umzug ins Pflegeheim	161
9.4	Wer bezahlt das Pflegeheim?	162
9.5	Alternativen zum Pflegeheim	163
10	**Kosten und Finanzierung**	**165**
10.1	Wie viel ist familiäre Pflege wert?	165
10.2	Unterhaltsleistungen	166
10.3	Die Finanzierung von leichtem Hilfebedarf	167
10.4	Die Pflegeversicherung	168
10.5	Pflegestufen und Leistungen in der Pflegeversicherung	169
10.6	Das Gutachten des MDK	171
10.7	Leistungen der Pflegekasse bei häuslicher Pflege	173
10.8	Die soziale Sicherung der Pflegepersonen	174
10.9	Ist Pflegegeld Einkommen?	175
10.10	Sozialhilfe	175
10.11	Sozialhilfe bei häuslicher Pflege	176
10.12	Widerspruch und Klage	177

Anhang: Adressen 178
Sachwortregister 181

Vorwort

Immer mehr alte Menschen werden immer älter und brauchen Pflege. Diese Entwicklung ist nicht nur eine Herausforderung für die sozialen Sicherungssysteme, die Rentenversicherung oder die Pflegeeinrichtungen, sondern auch für die Familien, die immer kleiner werden und deren Mitglieder oft in alle Himmelsrichtungen verstreut sind. Familien stehen deshalb vor der schwierigen Frage, ob und wie sie ihre alt gewordenen Mitglieder betreuen und pflegen können. Obwohl immer häufiger die Rede davon ist, Familien würden sich der Pflicht zu gegenseitiger Hilfe entziehen und ihre alt gewordenen Angehörigen in Heime „abschieben", sprechen die Fakten eine andere Sprache: Die Zahl der in Heimen lebenden alten Menschen nimmt zwar zu, dennoch wird in Deutschland die meiste Pflege in den Familien geleistet. Und die haben es nicht immer leicht.

Ein besonderes Problem der Betreuung und Pflege stellt der Umgang mit den rund 1,2 Millionen Menschen in Deutschland dar, die durch eine mittlere bis schwere Demenz verändert sind. Geistig veränderte alte Menschen zu betreuen und zu pflegen ist eine schwierige, die ganze Familie (über-)fordernde Aufgabe – oft rund um die Uhr. Aber aus Liebe oder Verantwortungsbewusstsein übernehmen viele Angehörige ein Pflegeaufgabe und stellen eigene Lebenspläne zurück.

Das vorliegende Buch schildert die Geschichte von Karin Thomas und ihrer Mutter Elisabeth Bach, die sich im Alter geistig verändert. Wer bereits Pflegeerfahrungen hat, wird sich in der Geschichte hier und da wiedererkennen. Jede Lebensgeschichte ist zwar individuell und ganz anders, aber jede ist auch ein Stück weit ähnlich und vergleichbar.

Im Verlauf der Geschichte stellen Karin und andere Familienmitglieder vielerlei Fragen zum Umgang mit Frau Bach.

Ähnliche Fragen werden von pflegenden Angehörigen immer wieder gestellt. Als Autoren dieses Buches geben wir vor dem Hintergrund unserer langjährigen Erfahrungen Antworten auf diese Fragen.

Im Anschluss an die Geschichte bietet die Infothek eine Zusammenstellung vielfältiger Sachinformationen.

Auch wenn dieses Buch die liebevolle Pflege dementer Angehöriger in den Vordergrund stellt, sind die Anregungen und Informationen auch für andere Pflege- und Betreuungssituationen hilfreich. Fragen der Altersvorsorge und das Verstehen von Altersveränderungen, die Möglichkeiten häuslicher Hilfe und persönlicher Entlastung, Rechtsansprüche bei Pflegebedürftigkeit, die Voraussetzungen einer Heimaufnahme oder Alternativen zum Heim – über all dies findet der Leser nützliche Informationen und Denkanstöße.

Erich Schützendorf
Wolfgang Dannecker

Die Geschichte von Karin und ihrer Mutter

Die Verantwortung beginnt

Ich habe meinen Vater immer gern gehabt und sicher auch geliebt, denkt Karin Thomas. Und nun ist er für immer aus meinem Leben geschieden. Der Sarg ist schon in das Grab hinabgelassen worden. Karin weint. Nie mehr wird sie die Stimme ihres Vaters hören. Damals, als sie Kind war, hatte er mit ihr geschimpft, sie auf den Arm genommen, ihr von Reisen kleine Geschenke mitgebracht.

Mutter, Frau Elisabeth Bach, steht neben ihr. Sie weint. Karin stützt sie. Warum nur ist Vater zuerst gestorben und nicht Mutter? Irgendwie hatte sie Vater lieber als Mutter gehabt. Mutter war immer so anspruchsvoll, wollte das Sagen in der Familie haben. Vater hatte dann immer vermittelt.

Erst jetzt, nach Vaters Tod, war Karin ihrer Mutter wieder ganz nahe gekommen. Am Todestag hatte sie Mutter nach langer Zeit mal wieder in den Arm genommen und zusammen mit ihr geweint. Sie spürte den Körper der Mutter, nahm ihn bewusst war, wollte ihn spüren, solange es ging. Bald, das wusste Karin, würde sie diese Nähe nicht mehr ertragen können. Sie hatte den Augenblick inniger körperlicher Verbundenheit genossen. Aber schon jetzt, hier am Grab, sind ihr die Berührungen mit Mutter wieder mehr Pflicht als Bedürfnis. Am liebsten wäre sie alleine – in Gedanken bei ihrem Vater.

Gewiss, Vaters Tod war eine Erlösung. Die letzten Wochen waren für alle eine Tortur gewesen. Vater, der zuletzt fast nichts mehr sehen konnte, erlitt einen Schlaganfall, kam ins Krankenhaus und danach, da die Krankenkasse eine Rehabilitation abgelehnt hatte, in die Kurzzeitpflege. Mutter holte ihn nach 14 Tagen aus der Kurzzeitpflege wieder nach Hause. Vater hatte es in der fremden Umgebung einfach nicht schaffen können.

Die Versorgung dort war gut gewesen, aber zu Hause ist zu Hause. Auch Mutter wollte nicht ohne Vater sein, und so schien es allen die beste Lösung. Wenige Tage später kam es zu einem weiteren Schlaganfall. Vater wurde wieder ins Krankenhaus eingeliefert und starb.

Mutter ist verzweifelt. Sie hatte nie alleine zurückbleiben wollen und beklagt sich nun, dass Vater sie einfach verlassen hat. Typisch Mutter, denkt Karin, es geht ihr nicht um Vater, sondern nur um sie selbst. Auch ihre ständigen Vorwürfe sind unberechtigt: Wäre Vater doch nie ins Krankenhaus und in die Kurzzeitpflege gegangen, sterben hätte er auch zu Hause können; das Personal und die Ärzte hätten sich kaum um Vater gekümmert. Mutter gibt ihnen die Schuld an seinem Tod.

Karin hätte nie gedacht, dass Mutter den Vater so sehr brauchte, auch jetzt noch. Sie hatte eher den Eindruck gehabt, dass ihre Eltern nicht mehr sehr liebevoll miteinander umgegangen waren – wie das manchmal in alten Ehen so ist. Selten hatte Mutter ein freundliches Wort für Vater übriggehabt. Aber jetzt klagte sie, dass es die Besten immer zuerst träfe. Na ja, denkt Karin insgeheim, da hast du Recht, Mutter.

Vater war 83 Jahre, da musste man mit dem Tod rechnen. Aber wenn ein geliebter Mensch stirbt, spielt das Alter keine Rolle.

Mutter ist jetzt 79. Geistig und körperlich scheint sie rege, aber das war Vater ja eigentlich bis zuletzt auch. Karin hatte sich kaum um die beiden kümmern müssen. Sie hatten ihr Leben selbst gemeistert, hatten Karin und ihre beiden Brüder großgezogen.

Von dem jüngeren Bruder Horst haben sie schon seit Jahren nichts mehr gehört. Sie wissen nicht, wo er lebt, haben versucht, ihn nach Vaters Tod zu erreichen, aber ihre Nachfragen haben nichts ergeben. Mutter fragt jetzt öfter mal nach Horst und weint. Wenigstens jetzt hätte er doch bei ihr sein müssen. Ja, ja, denkt Karin, es geht wieder einmal nur um sie. Sie fühlt sich alleine gelassen, alle sollen Rücksicht auf sie nehmen, aber umgekehrt war sie dazu nie bereit. Immer nur fordern, Ansprüche stellen, nie ein dankbares Wort, nie eine Bitte. Das hat sie nicht nötig gehabt. Selbst jetzt nicht! Alles muss sich um sie drehen. Dass die Tochter den Vater verloren hat und auch Trost braucht, darauf kommt Mutter nicht.

Karin fragt:
Werden alte Menschen eigentlich immer so rücksichtslos und egoistisch wie meine Mutter?

Viele Kinder glauben, dass ihre Eltern, wie ältere Menschen überhaupt, im hohen Alter starrsinnig, rücksichtslos und ichbezogen werden, einfach schwierig. Sie nehmen an, dass sich die immer schon vorhandenen problematischen Charakterzüge im Alter verstärken. Sie erleben die Eltern bisweilen als zänkisch und rechthaberisch. Dabei erwarten sie von ihnen eher Verständnis, Zuwendung und Selbstbeherrschung. Werden ihre Erwartungen nicht erfüllt, folgen oft Auseinandersetzungen, verbunden mit Kränkungen und Zurechtweisungen. Die aus Kindheit und Jugend vertrauten Konfliktmuster zwischen Eltern und Kindern werden hierbei aktualisiert. Alte Vorwürfe bleiben bestehen, offene Rechnungen werden beglichen. Erschwerend kommt bei diesen Auseinandersetzungen hinzu, dass die Eltern ihre Elternrolle nicht aufgeben, die erwachsenen Kinder sich aber nicht mehr wie Kinder behandeln lassen wollen.

Es werden nicht alle alten Menschen rücksichtsloser und ichbezogener. Vielmehr altern die meisten Menschen so, wie sie gelebt haben: Aufgeschlossene Menschen bleiben verständnisvoll und engstirnige zeigen auch im Alter wenig Toleranz. Auch die eigenen Eltern bleiben sich in ihren Eigenarten treu. Ein Vergleich mit anderen alten Menschen hilft deshalb nicht weiter, die Geschichte mit den eigenen Eltern setzt sich fort.

Hier wie da gilt jedoch zu berücksichtigen, dass die geistigen und seelischen Reserven der alt gewordenen Eltern mehr oder weniger schrumpfen. Ihre Fähigkeiten und Eigenschaften bleiben in den Grundzügen erhalten, aber manches geht nicht mehr so gut. Die Älteren beherrschen zwar ihren Alltag, haben wegen nachlassender Reserven in belastenden Situationen aber nichts mehr zuzusetzen.

Hinzu kommt, dass manche alte Menschen früher ihre Gefühle wie Angst, Wut, Trauer, Misstrauen oder ihre zwanghaften Verhaltenszüge wie z.B. übertriebene Sparsamkeit oder Pedanterie beherrschen konnten. Dies fällt ihnen im Alter weniger leicht. Sie haben nicht mehr immer die Kraft, sich zusammenzureißen und Unangenehmes auszuhalten. Wenn sie Ängsten oder Belastungen unterworfen sind oder etwas ihre Ordnung stört, wollen sie, anders als früher, dass sich sofort jemand um sie kümmert.

Der Nachdruck, mit dem z.B. die alten Eltern Aufmerksamkeit und Zuwendung verlangen, lässt sie bisweilen als rücksichtslos und egoistisch erscheinen. Aber die fehlenden Reserven lassen Rücksichtnahme und Geduld nicht mehr zu, denn oft müssen die Eltern ihre ganze Kraft für die Gestaltung ihres unmittelbaren Lebensraumes einsetzen.

Viele Kinder nehmen den Kräfteabbau wahr, berücksichtigen ihn aber nicht, wenn ihre Eltern mit besonderen Anforderungen konfrontiert werden und überfordert sind. Sie sind eben nicht mehr die sorgenden, starken, rücksichtsvollen Eltern, sondern brauchen jetzt selbst einen Menschen, der ihnen Sorgen abnimmt. So werden die Eltern abhängig, sozusagen zu „Kindern", aber – und das ist der Widerspruch – für ihre Kinder bleiben sie zugleich die als stark und machtvoll erlebten Eltern.

Die Spannungen zwischen Kindern und alten Eltern werden in vielen Familien noch dadurch verstärkt, dass die heute alten Eltern ein Familien- und Altersbild verinnerlicht haben, das den Erfahrungen mit den eigenen Eltern vor 30 oder 40 Jahren entspricht: Die Alten durften Verantwortung abgeben, sich zurückziehen, mussten sich nicht mehr um alles kümmern. Und es war Aufgabe der Kinder, vor allem der Frauen, nun die frühere elterliche Zuwendung „zurückzuzahlen". Inzwischen hat sich ein neues Leitbild des Älterwerdens entwickelt – vital, kompetent, unabhängig. Und so stoßen zwei Vorstellungen vom „richtigen" Älterwerden aufeinander: Mutter nimmt sich das Recht auf Rückzug und Wehleidigkeit und beansprucht Karins Zuwendung; die Tochter aber erwartet eine vitale Mutter, die ihr Leben alleine meistert.

Gleich nach Vaters Tod hatte Karin ihrer Mutter angeboten, für ein paar Tage zu ihr und ihrem Mann Peter zu ziehen. Mutter hatte das abgelehnt und geht auch jetzt am Tag der Beerdigung, als Karin ihren Vorschlag wiederholt, nicht darauf ein.

„Ich bin es gewohnt, alleine zu sein", sind ihre einzigen Worte.

Karin hört aus solchen Bemerkungen einen versteckten Vorwurf heraus. Mutter will ihr wohl sagen, dass sich Karin zu wenig um sie gekümmert hat und sich nun in ihrer schwierigen Situation mehr Zeit für sie nehmen soll. Karin fühlt sich unter Druck gesetzt, sie will nicht, dass Mutter so über sie verfügt. Sie ist hin- und hergerissen zwischen dem Vorsatz, nicht nachzugeben, und dem schlechten Gewissen, Mutter etwas zu verweigern, was sie sich so sehr wünscht.

Mutter macht es Karin wirklich nicht leicht.

Was ist mit Mutter los?

In den ersten Wochen nach Vaters Tod beobachtet Karin auffällige Veränderungen bei ihrer Mutter. Sie führt das auf die Trauer und das Alleinsein zurück. Aber seltsam ist es schon: Mutter sagt ihre Verabredungen ab, zieht sich von allem zurück, läuft mehrmals am Tag zum Friedhof und hält Termine nicht ein. Sie erzählt, Vater sei nachts bei ihr gewesen, und jammert, dass sie am liebsten dort wäre, wo Vater jetzt ist. Hoffentlich tut sie sich nichts an.

Ist Karin mit Mutter zusammen, drehen sich alle Gespräche um Vater. Er habe sich um alle Geldsachen gekümmert. Da komme jetzt so viel Post, Rechnungen und Schreiben, mit denen sie nichts anfangen könne, klagt Frau Bach. Vater habe sie einfach mit allem alleine gelassen. Wie soll es nur weitergehen mit ihr. Sie gibt Karin die Rechnungen und fordert sie auf, sich darum zu kümmern. Vater habe immer alles pünktlich erledigt. Karin solle sofort zur Bank gehen.

Karin hasst es, wenn Mutter in dieser Weise über sie verfügen will. Normalerweise widersetzt sie sich Mutters Befehlen, aber jetzt, nach Vaters Tod, räumt sie ihr eine Schonfrist ein, in der sie besondere Rücksicht nehmen will.

Karin überredet Frau Bach, gemeinsam mit ihr zur Bank zu gehen und die Angelegenheiten zu regeln. Auf der Bank rät der Kundenberater zu einer Bankvollmacht.

Karin nimmt sich in den ersten Wochen und Monaten nach Vaters Tod viel Zeit für Mutter, zwingt sich zu Geduld und Verständnis. Peter, ihr Mann, unterstützt sie und mahnt zur Gelassenheit, wenn Karin Tage hat, an denen sie mit Mutter nicht mehr zurechtkommt. Solche Tage gibt es immer häufiger. Durch die ständigen Erwartungen der Mutter fühlt sie sich zunehmend unter Druck gesetzt. Karin spürt mehr und mehr, dass sie unbedingt Abstand von ihrer Mutter braucht.

Vor ein paar Tagen hatte sie ihr vorgeschlagen, doch mal Kontakt zu anderen älteren Menschen zu suchen. Da gäbe es doch die Begegnungsstätte, in der immer etwas angeboten werde, sogar Gedächtnistraining.

> **Infothek 1.1: Kontakte**
> **Infothek 1.2: Altenbegegnung und Seniorenaktivitäten**

Auf diesen Vorschlag geht Mutter nicht ein. Was solle sie da, da gingen doch nur alte Leute hin. Sie habe eine Familie, und die Familie müsse zusammenhalten. Nur, die Enkelkinder ließen sich wenig sehen, bemerkt Frau Bach nebenbei, oder nur dann, wenn Oma ihr Portemonnaie zücke. Auf diese Bemerkung hat Karin gewartet. Sie kann diese „Schallplatte" nicht mehr hören.

Karins Vorschlag, Mutter könnte ja auch mal in Urlaub fahren, um Abstand von der vertrauten Umgebung mit all den Erinnerungen an Vater zu gewinnen, lehnt Frau Bach rundweg ab. Sie verlasse nicht gerne die Wohnung, und mit Vater sei sie nur seinetwegen in Urlaub gefahren.

> **Infothek 1.3: Urlaub und Erholung**

Karin und ihr Mann haben seit längerem ihre Urlaubswünsche zurückgestellt. Sie wollen so gerne mal wieder nach Italien. Zuerst hatten sie die Reise wegen Vater und dann wegen Mutter verschoben. Jetzt aber wollen sie nicht mehr länger zurückstecken. Karin weiß noch nicht, wie sie Mutter ihren Urlaubsplan beibringen soll. Peter drängt sie, und als sie endlich den Mut fasst, Mutter zu sagen, dass sie drei Wochen nach Italien fahren wollen, weint Frau Bach.

„Und ich", fragt sie, „wer kümmert sich um mich?"

Karin ist hilflos, hat gleichzeitig Mitleid und Wut. Wenn sie ihre Mutter wie ein „Häufchen Elend" sieht, bringt sie es nicht übers Herz, sie alleine zurückzulassen. Aber da ist zugleich der Verdacht, dass Mutter ihr Weinen bewusst einsetzt, damit sie nicht in Urlaub fahren können. Die gleiche „Schau" hatte sie schon bei Vater abgezogen. Je nachdem, was Vater vorgehabt hatte, „spielte" Mutter die Kranke und Vater war zu Hause geblieben.

Nicht mit mir, denkt Karin, die Nummer zieht bei mir nicht.

Aber die Nummer zieht doch. Karin würde sich ewig Vorwürfe machen, wenn sie in Urlaub führe und ihre Mutter krank würde. Es bedürfte nur eines Anrufes aus dem Krankenhaus, dass Mutter eingeliefert worden sei. Dann fühlte Karin sich schuldig, und der Urlaub wäre vorbei. Allein der Gedanke an einen solchen Anruf reichte aus, um den Urlaub zu vermiesen.

„Gut", sagt Frau Bach zum Schluss, „dann fahrt eben. Ich kann ja sehen, wo ich bleibe. Um mich braucht sich keiner zu kümmern. Ich bin ja sowieso alleine. Wäre ich nur schon bei Vater."

In solchen Momenten könnte Karin explodieren: „Warum schafft es Mutter immer wieder, dass ich ein schlechtes Gewissen bekomme und dann doch Rücksicht nehme?!"

Also ist wieder nichts mit Urlaub. Peter ist wütend und schreit: „Und was tun deine Herren Brüder?"

Auffällige Veränderungen

Vaters Tod liegt über ein halbes Jahr zurück. Das seltsame Verhalten von Mutter hat sich immer noch nicht gelegt. Im Gegenteil: An manchen Tagen läuft sie mehrmals zum Friedhof und will dann von Karin bestätigt haben, dass sie schon auf dem Friedhof gewesen ist. Einmal behauptet sie, dass sie Vater getroffen und mit ihm gesprochen habe. Noch oft deckt Mutter den Frühstückstisch für zwei, und wenn Karin sie fragt, warum sie dies tue, wird Frau Bach ganz nachdenklich:

„Glaubst du, dass ich verrückt werde?"

Karin fragt:
Ich mache mir große Sorgen. Was ist nur mit Mutter los? Ist das alles noch normal?

Wenn sich die Eltern so auffällig wie Frau Bach verändern, besteht natürlich Anlass zur Sorge. Man sollte zunächst fragen, wie die Auffälligkeiten bei Frau Bach zu erklären sind.
Es kann möglich sein, dass Frau Bach, ausgelöst durch den

Tod des Ehemannes, mit akuten, vorübergehenden Verwirrtheitszuständen reagiert, sozusagen aus der Spur gerät. Verwirrtheit kann durchaus Folge einer Stresssituation sein. Wenn die geistigen und seelischen Reserven es Frau Bach gerade noch ermöglichen, ihren Alltag problemlos zu bewältigen, dann reichen oft schon kleine Belastungen, aber ganz gewiss der Tod des Ehemannes aus, um sie aus der Bahn zu werfen.

Es kann aber auch sein, dass Frau Bach bereits vor dem Tod ihres Mannes geistige Ausfallerscheinungen hatte. Dann liegt der Schluss nahe, dass es sich um eine dauerhaft fortschreitende Veränderung handelt. Ein solcher Prozess wird durch die Krise, wie sie der Tod des Ehepartners darstellt, sichtbar und beschleunigt.

Kinder, die ihre Eltern häufig sehen, bemerken erste Veränderungen oft nicht. Zudem kann es sein, dass Herr Bach gelegentliche Schwierigkeiten seiner Frau aufgefangen und ausgeglichen hat. Es gehört zum schleichenden Beginn eines geistigen Abbauprozesses, dass die ersten Symptome oft erst im Rückblick erkannt werden.

Keineswegs müssen Angehörige bei den ersten Anzeichen panisch reagieren. Sie sollten die Situation aufmerksam beobachten und so bald wie möglich einen Arzt hinzuziehen.

Was Frau Bach betrifft, versucht sie, für die Dinge, die ihr entgleiten, eine Ordnung herzustellen, was ihr aber nicht so recht gelingen will. Wenn dem so ist, braucht sie die Unterstützung ihrer Tochter. Deshalb sollte Karin ihre Mutter, die den Frühstückstisch für zwei Personen deckt, nicht mit der harten Realität konfrontieren, sondern ihr behutsame Orientierungshilfen geben, die das Chaos in Frau Bachs Kopf respektieren und sie nicht bloßstellen.

Anstatt „Mutter, du tust, als ob Vater noch lebt." könnte sie sagen: „Wenn man ein Leben lang zu zweit war, ist es schwer, alleine zu frühstücken."

Möglicherweise normalisiert sich Frau Bachs Zustand wieder mit der Zeit. Man kann durchaus einige Wochen abwarten. Stellt sich in dieser Zeit heraus, dass auch Alltagsverrichtungen Schwierigkeiten bereiten, dass Frau Bach beispielsweise zuerst den Kaffee in die Kaffeemaschine löffelt und dann den Filter darauf legt, liegt eine dementielle Veränderung nahe.

Frau Bachs Befürchtung im Gespräch mit Karin („Glaubst du, dass ich verrückt werde?") könnte ein weiterer Hinweis auf eine Demenz sein. Es ist oft so, dass Menschen die Folgen krankhafter Veränderungen des Gehirns bemerken und ihre Beobachtung direkt oder verschlüsselt mitteilen, z. B.: „In meinem Kopf stimmt was nicht." Oder: „Manchmal ist da oben alles weg."

Auf jeden Fall sollte man solche Aussagen ernst nehmen und nachfragen, was gespürt und befürchtet wird. Eine neurologische Untersuchung ist empfehlenswert. Oft sind Menschen in einem frühen Stadium der Krankheit, wenn ihre Befürchtungen ernst genommen werden, bereit, sich untersuchen zu lassen. Je früher die Diagnose gestellt wird, umso größer ist die Chance, dass die dementiellen Prozesse vorübergehend verlangsamt werden können. Verhindern lassen sie sich nicht.

> **Infothek 5.6: Was heißt „Demenz"?**
> **Infothek 5.9: Medikamentöse Behandlung der Demenz**

Karin will etwas unternehmen und sich Klarheit darüber verschaffen, was mit Mutter los ist. Aber der Hausarzt beruhigt sie. Schließlich sei die Mutter alt und dann noch der Tod des Vaters – das könne schnell zu viel werden. Er will aber eine beginnende Demenz bei Frau Bach nicht ausschließen und verspricht, sie bei nächster Gelegenheit zu untersuchen. Vor allem aber solle Karin Geduld mit ihrer Mutter haben.

„Geduld", denkt Karin, „habe ich genug gehabt."

Mittlerweile verlegt Mutter die Schlüssel und findet sie nicht mehr wieder. Außerdem unterstellt sie der Nachbarin, bei ihr Geld gestohlen zu haben. Und überhaupt, der traue sie nicht. „Die hat bestimmt einen Schlüssel zu meiner Wohnung und sucht nach Geld."

Vor ein paar Tagen, setzt sie ihre Verdächtigungen fort, hätten ihr zwei Pullover gefehlt. Die Nachbarin habe sie dann am nächsten Tag heimlich zwischen die Bettwäsche gelegt. Das sei unverschämt, schließlich hätte die Nachbarin sie doch fragen können. Sie habe weiß Gott genügend Pullover, und kleinlich sei sie auch nicht. Aber fragen hätte sie müssen.

Karin weiß nicht, was sie davon halten soll.

Die Nachbarin hat bereits bei ihr angerufen und sich beklagt, dass Frau Bach vor ihrer Tür gestanden und voller Erregung von ihr verlangt habe, den Schlüssel zurückzugeben.

Das alles, davon ist Karin überzeugt, kann nicht mehr mit dem Zustand der Trauer erklärt werden. In Mutter geht etwas vor, was nicht mehr normal ist. Hinzu kommen die unverschämten Verdächtigungen der Mutter gegenüber Peter, ihrem Schwiegersohn. Ihm wäre noch nie zu trauen gewesen, beschwert sich Frau Bach, er hätte ständig Geld im Kopf, und Karin solle mal bei ihm nach dem verschwundenen Geld suchen.

Karin findet das gemein und weist Mutter zurecht: Peter sei immer für Mutter da, wenn sie ihn brauche, fahre sie überall hin und habe vor kurzem noch die Küche tapeziert. Auch wenn mit Mutter etwas nicht stimmt, hat sie nicht das Recht, alles zu sagen. Sie muss bei der Wahrheit bleiben. Gewisse Grenzen darf man einfach nicht überschreiten. Karin ist gekränkt, und das will sie Mutter spüren lassen. Die nächsten Tage geht sie nicht zu ihr hin.

> *Karin fragt:*
> Ich kann Mutters Lügen und fixe Ideen nicht ertragen. Sie muss doch wissen, dass ihre Verdächtigungen unbegründet sind und Peter immer für sie da ist. Wie kann man ihr beibringen, dass sie Unrecht hat?

Angehörige, die zum ersten Mal erleben, wie der Verstand eines Menschen durcheinandergerät, verstehen nicht, dass Menschen mit Demenz eine eigene Sicht der Welt entwickeln. Sie können die Dinge nicht mehr richtig ein- und zuordnen, keine Zusammenhänge erkennen, und sie ziehen falsche Schlüsse.

Bei Menschen mit Demenz gehen die kognitiven Fähigkeiten, um die Welt zu erkennen und zu verstehen, verloren, und zwar – so kann man vermuten – in etwa umgekehrter Abfolge, wie sie in Kindheit und Jugend erworben wurden.

Zu den am spätesten entwickelten geistigen Fähigkeiten gehört das Denken in abstrakten und übergreifenden logischen Zusammenhängen. Fragt man einen Menschen mit Demenz, was das Sprichwort „Der Apfel fällt nicht weit vom Stamm" bedeutet, versteht er nicht mehr, dass damit gemeint ist: Die Kinder kommen auf die Eltern. Er denkt nicht mehr abstrakt, sondern konkret und sagt: „Der Apfel fällt runter, und dann liegt er am Stamm."

Während die Angehörigen an dem Menschen, der sich verändert, verzweifeln, fängt dieser an, die Welt neu zu entdecken. Er sucht ein sicheres Versteck für seine Geldbörse und entdeckt einen Schrank, der sogar Licht hat: den Kühlschrank. Er kann die

Bedeutung des Kühlschrankes als Schrank, der ausschließlich für Lebensmittel gedacht ist, nicht mehr erkennen. Schrank ist für ihn Schrank. Oder er sucht einen Platz für ein Paket Butter und findet diesen in einer Schublade des Wäschefaches im Kleiderschrank. Das Paket Butter passt genau hinein und deshalb stimmt es für ihn. Der Angehörige könnte die Butter dort wegnehmen, und das sollte er auch tun, aber er muss es nicht erklären.

Karin müsste verstehen, dass ihre Mutter die Dinge, die sie nicht mehr in Zusammenhang bringen kann, neu deutet. Frau Bach zu widersprechen und die Sachverhalte „richtig zu stellen" hieße, die alte Dame nicht ernst zu nehmen und als Lügnerin zu entlarven. Frau Bach ist überzeugt, dass sie von ihrem Schwiegersohn und der Nachbarin bestohlen wird. Das ist ihre Art, wie sie das Fehlen des von ihr selbst versteckten Geldes verarbeitet. Diese, ihre eigene Erklärung wird man ihr nicht ausreden können, und Karin braucht das auch nicht zu versuchen. Natürlich ist der erste Impuls, Mutter klarzumachen, dass sie Unrecht hat und dass man keine unberechtigten Vorwürfe gegen Nachbarn oder gar den Schwiegersohn erheben darf. Aber das führt nur zu unnötiger Aufregung und überflüssigen Konflikten.

Eine bewährte Methode besteht in solchen Fällen darin, die konkrete, aber offensichtlich falsche Aussage zunächst einfach stehen zu lassen und sich zu fragen, welche Gefühle hinter den Anschuldigungen verborgen sein könnten. Frau Bach könnte mit ihrem Suchen und den Verdächtigungen beispielsweise ausdrücken, dass ihr alles verloren geht und sie nicht weiß, warum. Die daraus resultierende Not und Verzweiflung „verarbeitet" sie, indem sie andere für die Situation verantwortlich macht. Würde Karin diese Sichtweise annehmen, könnte sie über die unberechtigten Verdächtigungen hinwegsehen. Sie müsste nichts richtig stellen, sondern könnte die Angst ihrer Mutter als Hilferuf begreifen und ihr beistehen. Beispielsweise könnte sie sagen: „Das muss ja schlimm sein, wie dir alles wegkommt." Oder: „Ich helfe dir, Mutter. Ich bleibe jetzt bei dir."

Es kommt darauf an, ruhig zu bleiben und sich von Mutters Hektik nicht anstecken zu lassen. Die notwendige Gelassenheit stellt sich nicht immer sofort ein, aber man kann sie erwerben, indem man übt, nicht sofort zu agieren, sondern innezuhalten und den anderen Sinn in dem unvernünftigen Verhalten zu entdecken. Wer sich als Angehöriger nicht mehr über Mutters „Lügen" und „fixe Ideen" aufregen muss, sondern durch Umdeu-

tungen herauszufinden sucht, welche Nöte hinter den Anschuldigungen stehen, der hat die Chance, Mutters andere Wahrnehmung zuzulassen.

Wer gelernt hat, gelassen zu bleiben, der kann selbst dann ruhig sein, wenn ihm seine Gelassenheit vorgehalten wird: „Du sitzt da nur rum und lässt mich suchen. Tu was!" Vielleicht sagt er angesichts einer solchen Aufforderung: „Ich werde mal mit der Nachbarin reden."

Eine vertrauensvolle, stabile Beziehung zu ihrer Tochter ist bei der inneren Anspannung von Frau Bach hilfreicher als die hektische Suche nach Lösungen für Alltagsprobleme.

Frau Bach scheint von Karins Verärgerung unbeeindruckt zu sein. Schon am nächsten Tag ruft sie bei ihr an, als sei nichts gewesen. Aber Karin kann noch nicht nachgeben. Erst am dritten Tag geht sie wieder zu Mutter. Im Kühlschrank findet sie verschimmelte Essensreste, und es sieht so aus, als ob Mutter ihre Medikamente nicht mehr einnimmt. Auch ihr Äußeres hat sie in letzter Zeit vernachlässigt: Haare und Kleidung sind längst nicht mehr so akkurat wie früher. Eine Bekannte hat beobachtet, wie Frau Bach der Verkäuferin in der Bäckerei das Wechselgeld als Trinkgeld geben wollte. Natürlich, erzählt die Bekannte, habe man Frau Bach das Geld in die Tasche gesteckt. Aber, mahnt sie, man wisse ja nicht, was passiert, wenn Mutter in falsche Hände gerät.

> **Infothek 4.1: Verpflichtung und Verantwortung**
> **Infothek 4.2: Haftung**

Karin reicht es. So kann es nicht weitergehen. Sie sucht nochmals den Hausarzt ihrer Mutter auf und besteht auf einer umgehenden gründlichen Untersuchung. Mutter habe es seit langem an der Schilddrüse, da sei der hohe Blutdruck, und dann wäre da die Gallenoperation vor zwei Jahren; davon habe sich Mutter nur langsam erholt.

Der Arzt nimmt sich Zeit für Karin, hört ihr zu, aber er betont, dass er nicht viel sagen könne. Mutter sei bei ihm gewesen, und er habe sie untersucht. Körperlich sei sie in Ordnung, und für eine 80-jährige Frau sei es normal, ein wenig vergesslich zu sein.

> **Karin fragt:**
> **Kann man etwas gegen Vergesslichkeit im Alter tun? Kann ich mich selbst davor schützen?**

Wer rastet, der rostet. Diese Binsenweisheit trifft auch für das Gedächtnis zu. Man kann seine geistigen Fähigkeiten bis ins hohe Alter trainieren. Es gibt viele Bücher und Kurse zum Thema Gedächtnistraining und Gehirnjogging, und die Teilnahme an solchen Kursen kann Spaß machen. Man sollte von diesen Übungen aber nicht erwarten, dass sie einen krankheitsbedingten geistigen Abbau, eine Demenz, verhindern können. Im Gegenteil: Training, zumal wenn es auf Druck der besorgten Angehörigen geschieht, ist eine Überforderung und kann zu einer Tortur für beide werden.

Infothek 5.8: Fördernder Umgang mit dementiell veränderten Menschen

Angehörige, die in ihrer Familie zum ersten Mal einen Menschen mit Demenz erleben, fragen sich oft, ob die Krankheit vererblich ist und ihnen dieses Schicksal auch droht. Man kann davon ausgehen, dass eine Demenz eher nicht vererbt wird, jedenfalls dann nicht, wenn die Krankheit bei Verwandten im hohen Lebensalter auftritt. Das Hauptrisiko für eine Demenz ist hohes Lebensalter. Je älter man wird, umso größer ist die Wahrscheinlichkeit, dement zu werden, und zwar unabhängig von Geschlecht, Bildung oder gesellschaftlicher Stellung. Es kann jeden treffen.

Normal sei das doch wohl alles nicht mehr, ereifert sich Karin. Durch die Gelassenheit des Arztes fühlt sie sich zusätzlich gereizt. Der Arzt bleibt dabei. Er habe Frau Bach nicht so auffällig erlebt, wie Karin es beschreibt, will aber eine dementielle Veränderung nicht ganz ausschließen. Eine Überweisung zum Nervenarzt, nach der Karin dann fragt, könne er allein deshalb nicht ausstellen, weil Frau Bach dies abgelehnt habe. Er rät Karin, die Mutter weiter zu beobachten, und sagt zu, Mutter beim nächsten Besuch zu testen.

> **Infothek 5.3: Der Weg zum Nervenarzt**
> **Infothek 5.5: Gedächtnissprechstunden**

Wieder zu Hause beruhigt sich Karin. So ganz ist sie nun auch nicht mehr von der Notwendigkeit, einen Nervenarzt aufzusuchen, überzeugt. Es gibt bestimmt plausible Erklärungen für Mutters Verhalten. Man müsse ja nicht gleich das Schlimmste denken. Schließlich, sagt sich Karin, ist Mutter ja nicht verrückt. Wenn Mutter den Vater hört oder sieht, dann kann das auch an ihrer Schwerhörigkeit oder am schlechten Sehen liegen. Sie beschließt, mit Mutter zum Ohren- und zum Augenarzt zu gehen.

Aber trotzdem: Irgendwas stimmt nicht – auch nervlich nicht. Vielleicht sollte sie Mutter mal Johanniskraut oder ein Aufbaumittel geben, damit sie sich wieder fängt. Fragen über Fragen, aber Karin gelingt es nicht, Ordnung in ihre durcheinandergehenden Gedanken zu bringen.

> **Infothek 5.1: Medikamente gegen das Alter?**

Helmut, der ältere Bruder, ist keine große Hilfe. Er wohnt gut 200 km entfernt und bekommt die Veränderungen von Mutter kaum mit. Auf Karins ausdrücklichen Wunsch war er letztes Wochenende zu Besuch. An diesem Sonntagnachmittag war Mutter wie früher. Sie saßen zusammen, haben Kaffee getrunken und erzählt. Mutter war richtig aufgeräumt. Kein Wort von verlorenen Schlüsseln, nichts von gestohlenem Geld, keine Anschuldigungen.

Karin versteht die Welt nicht mehr. Was soll sie davon halten? Führt Mutter sie an der Nase herum? Erzählt sie ihre Fantasiegeschichten nur, damit Karin sich gezwungen fühlt, ständig bei ihr zu sein? Wie steht sie jetzt vor ihrem Bruder da?

> **Karin fragt:**
> **Kann ich mit Mutter offen über meine Gedanken und Gefühle reden, oder mache ich dann alles noch schlimmer?**

Menschen, die den Verstand verlieren, reagieren nicht immer und in allem unvernünftig. Sie können sich nach- und nebeneinander in verschiedenen Welten befinden und sich im Tagesverlauf innerhalb kurzer Zeit „normal" verhalten und dann wieder nicht. Man kann fast sagen: Das Beständige ist der Wechsel.

Ist Frau Bach aber in ihrer anderen Welt und behauptet beispielsweise, ihren Mann gesehen zu haben, dann ist es überflüssig, sie mit der Realität zu konfrontieren und ihr zu sagen, dass ihr Ehemann tot sei. Besser ist es, sich auf ihre Gefühlssituation einzustellen und ihre Gefühle widerzuspiegeln, indem man etwa sagt: „Du hättest Vater gerne bei dir."

Über ihre eigenen Gefühle kann Karin dagegen nicht mit ihrer Mutter sprechen. Dies setzte ja voraus, dass sich Frau Bach in die Situation ihrer Tochter hineinversetzen könnte – eine gedankliche Leistung, die sie nicht mehr erbringen kann.

Angehörigen fällt es verständlicherweise schwer, sich ständig mit den eigenen Gefühlen zurückzunehmen, aber die Gefühlswelt der Menschen mit Demenz respektieren zu sollen.

„Und wo bleibe ich da als Mensch?", klagen sie. Ihre Klage ist berechtigt, aber Verständnis können sie von den erkrankten Menschen nicht mehr erwarten. Sie brauchen andere Gesprächspartner, mit denen sie sich austauschen.

Infothek 3.5: Gesprächskreise für Angehörige

Wer keine Erfahrungen mit Menschen mit Demenz hat, neigt leicht dazu, anzunehmen, dass diese Menschen anderen ihre Verrücktheiten vorspielen oder sie sogar bewusst einsetzen. Es heißt oft, wenn sie wollten, könnten sie auch anders. Diesen schlimmen Verdacht sehen viele bestätigt, wenn sie erleben, dass die Menschen in der Lage sind, auch normal zu reagieren.

Genauso erlebt es Karin, als Helmut zu Besuch kommt. Aber Mutter kann nur für die Dauer des Besuches alle Reserven mobilisieren, um Helmut eine intakte Fassade zu präsentieren. Wäre Helmut länger bei ihr geblieben, hätte auch er Frau Bachs neuen Zustand erlebt.

Helmut war beruhigt nach Hause gefahren und ruft abends noch bei Karin an: Mutter sei doch wie immer. Vielleicht solle Karin sich nicht alles so zu Herzen nehmen. Jedenfalls sehe er noch keinen Anlass, Mutter zu beaufsichtigen. Und mit dem Nervenarzt, da solle man nichts überstürzen. Aus der Familie sei noch nie jemand beim Nervenarzt gewesen.

Karin fühlt sich alleine gelassen. Tut sie Mutter Unrecht? Kann sie ihr gerecht werden? Übertreibt sie? Warum soll sie sich denn überhaupt kümmern? Sie hält Mutter sowieso kaum noch aus. Dann lässt sie es eben bleiben. Aber das kann sie auch nicht.

Karin fragt:
Warum geht mir das alles so nah? Warum kann ich nicht gelassener bleiben?

Viele Kinder, die merken, dass Vater oder Mutter die vertraute Normalität verlassen, haben das gleiche Problem wie Karin. Sie wollen nicht akzeptieren, dass ein geliebter Mensch in eine andere Welt ver-rückt. Sie wollen den Menschen in ihrer Welt festhalten. Bei diesem Versuch reiben sie sich auf, weil es ein aussichtsloses Unterfangen ist. Leichter für alle Beteiligten wäre es, wenn man Mutter oder Vater den neuen Weg gehen ließe und sie dabei begleiten könnte.

Aber diese Strategie fällt nicht leicht, denn sie erfordert eine fast radikale Abkehr von den gewohnten Sicherheiten und Selbstverständlichkeiten. Erst wenn Karin es schafft, sich in zwei Normalitäten, in ihrer eigenen und in der der Mutter, zu bewegen und beide Normalitäten nebeneinander als gleichberechtigt gelten zu lassen, wird sie Mutters neuen Weg gelassener begleiten können. Bis es so weit ist, erleben viele Angehörige eine Zeit der Anspannung, in der sie Gefahr laufen, zerrissen zu werden. Man muss diese schwierige Zeit aushalten, bis man eine neue Sicherheit gefunden hat. Gelingt dies nicht, erlebt der außen stehende Beobachter bald zwei Kranke: Mutter oder Vater in ihrer Demenz und das pflegende Kind, meistens Tochter oder Schwiegertochter, das sich an der Aufgabe zerreibt.

Ohne Hilfe geht es nicht mehr

Karin legt den Hörer auf und ist zufrieden. Das ging einfacher, als sie gedacht hatte. Überhaupt kein Problem, hatte der Mann bei der Pflegeberatung gesagt.

> **Infothek 3.3: Pflegeberatung**

Die Mutter könne jederzeit Essen auf Rädern geliefert bekommen. Er nannte drei Adressen, bei denen sie den fahrbaren Mittagstisch bestellen könne. Der Preis scheint erschwinglich: 6 Euro pro Essen. Jetzt muss Karin nur noch Mutter überzeugen, dass dieser Service eine Erleichterung darstellt.

> **Infothek 6.6: Essen auf Rädern**

Aber Mutter will nicht. Sie brauche niemanden, der ihr das Essen bringt. Ein Leben lang habe sie selbst gekocht, und noch nie sei bei ihr jemand verhungert. Karin meint, dass es doch darum nicht gehe. Sie merkt, wie sie sich beherrschen muss, um Mutter nicht anzuschreien. Warum kann man mit ihr nicht mehr vernünftig reden?

Also beschließt Karin, das Essen einfach zu bestellen. Sie kann nicht für Mutter kochen, da sie noch an drei Vormittagen in der Woche arbeitet; und ihre Arbeitsstelle will sie auf keinen Fall aufgeben. Warum sie denn arbeiten müsse, nörgelt Mutter, sie habe doch einen Mann.

Der Mahlzeitendienst funktioniert tatsächlich reibungslos. Schon einen Tag, nachdem Karin das Essen bestellt hat, wird geliefert. Karin will beim ersten Mal dabei sein. Sie will sich einen Eindruck verschaffen, ob Mutter bei der fremden Person, die das Essen liefert, in guten Händen ist. Andererseits weiß sie, dass Mutter schwierig sein kann. Damit Fremde das nicht unbedingt mitbekommen, will sie gegebenenfalls eingreifen können. Mutter soll auf keinen Fall in einem schlechten Licht erscheinen. Das fiele doch wieder auf sie zurück.

Das Gespräch ist kurz. Die Dame, die das Essen liefert, hat

wenig Zeit. Sie verspricht aber, dass sich in den nächsten Tagen jemand meldet, der nochmals alle Fragen mit Frau Bach durchgeht.

So ist es dann auch. Ein Herr der Firma „Senior Meal" besucht Frau Bach. Er nimmt sich Zeit und hört Karin, die an dem Gespräch teilnimmt, geduldig zu. Frau Bachs Einwand, sie brauche niemanden und könne selbst für sich sorgen, überhört er. Karins Sorge, die Mitarbeiter würden bloß das Essen abliefern, weiß er zu zerstreuen.

„Unser Dienst", beteuert er, „ist mehr als nur Essen. Das Wohl unserer Kunden liegt uns am Herzen. Sie brauchen sich keine Sorgen zu machen, Frau Thomas. Unseren Mitarbeitern fällt auf, wenn mal was mit Ihrer Mutter nicht in Ordnung ist."

Jetzt muss Frau Bach nur noch den Vertrag unterschreiben.

„Hier", fordert Karin ihre Mutter auf, „unterschreib hier!"

„Was soll ich unterschreiben?", fragt Frau Bach.

„Mutter, das hab ich dir doch erklärt. Wenn das Essen gebracht werden soll, dann musst du unterschreiben."

„Ich unterschreibe nichts." Frau Bach dreht den Kopf zur Seite. „Vater hat immer gesagt, mit Unterschriften soll man vorsichtig sein."

Der nette Herr von „Senior Meal" mischt sich ein: „Wir verkaufen doch keine Waschmaschinen, Frau Bach. Es geht doch nur darum, dass Ihre Tochter Sie gut versorgt wissen will. Sie können jederzeit das Essen abbestellen."

„Siehst du, Mutter", drängt Karin, „da musst du unterschreiben."

Frau Bach unterschreibt. Der Fall ist erledigt.

Drei Tage später entdeckt Karin, dass Mutter die gelieferten Mahlzeiten nicht angerührt hat. Zur Rede gestellt, behauptet Frau Bach, das Essen habe vor der Tür gestanden, und sie könne ja nicht wissen, wer da alles dran gewesen wäre. Karin ruft sofort den Mahlzeitendienst an. Dort heißt es, dass Frau Bach trotz mehrfachem Klingeln nicht geöffnet habe.

Karin versucht zu vermitteln: „Sie wissen doch, dass meine Mutter nicht mehr die Jüngste ist. Manchmal verlegt sie ihre Schlüssel, und dann braucht sie eine gewisse Zeit, bis sie sie findet."

„Klar", sagt die freundliche Stimme am Telefon, „aber der Zusteller kann natürlich nicht endlos warten. Die anderen Kunden wollen auch rechtzeitig bedient werden."

Das sieht Karin ein. Das Problem liegt bei Mutter, wahrscheinlich hat sie absichtlich nicht geöffnet. Oder hat sie die Schlüssel wieder einmal nicht gefunden? Dennoch ist sie von dem Dienst enttäuscht. Das Essen einfach vor die Tür stellen! Dafür braucht sie keinen Service. Sie braucht jemanden, der wenigstens einmal am Tag nachsieht, ob alles in Ordnung ist.

> *Karin fragt:*
> *Was kann ich tun, wenn das mit Mutter noch schlimmer wird? Einer muss sich doch um sie kümmern. Ich kann sie doch nicht einfach sich selbst überlassen.*

Karins Befürchtung ist begründet: Menschen mit Demenz werden immer hilfloser und von anderen abhängig. Über kurz oder lang können diese Menschen nicht mehr alleine ihren Alltag bewältigen, ja sie benötigen eine ständige Begleitung. Viele Angehörige glauben, dass Betreuung und Pflege nur von kurzer Dauer sind, und sind deshalb spontan bereit, diese Zeit für einen geliebten Menschen zu investieren. Die Praxis zeigt aber, dass die Dauer einer familiären Pflege außergewöhnlich lang sein kann, manchmal fünf, manchmal zehn oder noch mehr Jahre. Ein langer Zeitraum, der den eigenen Lebensentwurf des pflegenden Angehörigen empfindlich beeinträchtigen kann.

Zu Beginn der Krankheit sollten die Angehörigen deshalb prüfen, ob sie ihr Leben auf die neue Situation umstellen wollen, die für sie und ihre eigene Familie nicht ohne Folgen bleiben und persönliche Freiräume einengen wird. Eine familiäre Pflegeaufgabe ist oft so schwer, dass ehrlich und rational abzuwägen ist, welche Aufgaben man übernehmen und wie viel Zeit man investieren will. Diese Entscheidung sollte unbeeinflusst sein von allgemeinen Idealvorstellungen, wie sich Kinder um ihre Eltern zu kümmern haben. In der familiären Betreuung Demenzkranker sind solche Ideale allzu oft wirklichkeitsfremd. Realistische Kompromisse sind auf Dauer tragfähiger. Man sollte sich z.B. folgende Fragen stellen:

- *Wie viel Zeit möchte ich für mich, für Familie, Beruf und Freizeit haben?*

- Welche Pflege kann ich leisten, ohne mich zu überfordern?
- Wo liegen die Grenzen meiner Belastbarkeit?
- Welchen Ekel kann ich nicht überwinden? Kann ich z.B. das Gebiss reinigen, Kot und Urin wegwischen?
- Bei welchen Veränderungen des Pflegebedürftigen, in meiner Partnerschaft oder bei mir selbst werde ich Pflegeaufgaben abgeben oder die Pflege ganz beenden?
- Wer übernimmt die Pflege, wenn ich verhindert bin? Stehen weitere Angehörige zur Verfügung, auf deren Zusagen ich mich verlassen kann?
- Gibt es finanzielle Motive, die Pflege zu übernehmen, z.B. die Aussicht auf eine Erbschaft? Sind finanzielle Erwartungen eine Entschädigung für persönliche Verzichte?
- Welche Pflegedienste und Entlastungsangebote stehen mir zur Verfügung? Was kosten sie?

Empfehlenswert ist es, mit den Eltern rechtzeitig über eine mögliche Hilfs- und Pflegebedürftigkeit zu sprechen. Dann weiß man später, wenn man sie nicht mehr fragen kann, in etwa, was sie sich wünschen. Solche Gespräche sind nicht leicht. Auf jeden Fall braucht man dazu Mut und fast immer mehrere Anläufe. Aber dieser Klärung sollte man nicht aus dem Weg gehen, denn die Wünsche des alten Menschen und die eigenen Pläne stimmen oft nicht überein. Wenn alle einverstanden sind, können familiäre Absprachen schriftlich fixiert werden.

Infothek 2.1: Klärungen und Vorkehrungen im Privaten

Karin beschließt, das Essen weiterhin von „Senior Meal" zu beziehen. Für die ewig verschwundenen Schlüssel hat sie bereits eine Lösung: Sie befestigt ein Schlüsselbrett von innen neben der Wohnungstür, daran hängt sie die Schlüssel gut sichtbar auf. Das wird Mutter die Suche ersparen. Am nächsten Tag hat Frau Bach das Schlüsselbrett entfernt.

„So ein Blödsinn", sagt sie, „ich habe nie ein Schlüsselbrett gehabt, und ich brauche auch jetzt keins."

Die Suche nach den Schlüsseln geht also weiter. Tagaus, tagein. Jedes Mal, wenn Karin Mutter besucht, ist irgendein Schlüssel verschwunden. Frau Bach verdächtigt alle möglichen

Personen. Karin hat es aufgegeben, Mutter Ratschläge für eine sichere Aufbewahrung der Schlüssel zu geben. Ob Handtasche, Küchenschublade oder Brustbeutel – Mutter hat alle Vorschläge in den Wind geschlagen. Jetzt sucht Karin einfach mit und bittet Gott inständig um die Gabe der Geduld und Gelassenheit. Fast immer taucht der Schlüssel wieder auf, aber was für eine Aufregung jedes Mal!

Einmal wird es Karin zu viel: „Sieh mal, da liegt der Schlüssel, der war die ganze Zeit hier! Wie oft habe ich dir schon gesagt, lege den Schlüssel immer an dieselbe Stelle."

Mutter scheint unbeeindruckt: „Du hast ihn gerade da hingelegt."

„Also, Mutter", erzürnt sich Karin, „jetzt ist es genug. In Zukunft suchst du bitte deine Schlüssel selbst."

Karin ist wütend und verlässt Mutter, ohne sich zu verabschieden.

Karin fragt:
Warum lässt sich Mutter nicht mehr helfen?

Bei dem Versuch, Mutters Probleme zu lösen, verharrt Karin in ihrer eigenen Logik. Sie bringt ein Schlüsselbrett an in der Hoffnung, dass Mutter die Schlüssel dann immer an derselben Stelle finden kann. Frau Bach könnte aber befürchten, die Schlüssel wären nun für alle – auch für Unbefugte – sichtbar. Aus ihrer Sicht sucht sie für die Schlüssel einen sicheren Ort, den sie aber vergessen hat, als Karin sie danach fragt. So dreht sich alles im Kreis.

Frau Bach braucht tatsächlich kein Schlüsselbrett. Sie braucht eine Tochter, die gelassen bleibt und ein Schloss einbauen lässt, das man auch von außen öffnen kann, wenn innen der Schlüssel steckt.

Karin will auf andere Gedanken kommen und ist froh, dass heute ihr Frauenabend ist. Zusammen mit zwei Freundinnen besucht sie ein Fitnessstudio. Aber auch dort kreisen die Gespräche um die Probleme mit Mutter.

Eine Freundin fragt: „Habt ihr denn überhaupt geklärt, was geschehen soll, wenn mit eurer Mutter etwas passiert? Mein Vater hatte mir schon vor Jahren eine Vorsorgevollmacht gegeben.

Ich hab sie zwar nie gebraucht, weil er ganz plötzlich gestorben ist, aber im Falle eines Falles wäre sie hilfreich gewesen."

> **Infothek 2.2: Vorsorgevollmacht**

Nach etwa drei Wochen stellt Karin fest, dass Mutter das Essen abbestellt hat. Sie hat also seit Tagen nichts Warmes mehr zu sich genommen, und die „zuvorkommenden" Mitarbeiter von „Senior Meal" haben es nicht für notwendig erachtet, sie als Tochter zu informieren. Das reicht Karin. Sie beschließt, nun selbst für Mutter zu kochen und ihr das Essen täglich zu bringen. Hingehen muss sie sowieso.

Karin erinnert sich an das Gespräch im Fitnessstudio. Vielleicht sollte sie sich doch von Mutter eine Vorsorgevollmacht geben lassen. Dann könnte sie deren unvernünftige Entscheidungen verhindern und das Essen auf Rädern hätte nicht ohne ihre Zustimmung abbestellt werden können.

Frau Bach ist über den Vorschlag, Karin eine Vollmacht geben zu sollen, entrüstet. Wozu denn das? Sie würde niemals unterschreiben, dass sie nichts mehr zu sagen hat. „Solange ich bei Verstand bin, unterschreibe ich nichts."

> **Infothek 2.5: Zur Wirksamkeit von Willenserklärungen**

Eine gute Woche später trifft Karin ihre Mutter im Treppenhaus. Frau Bach hat sich aus ihrer Wohnung ausgeschlossen, sie sucht mal wieder ihren Schlüssel.

Karin will gerade aufschließen, als eine Nachbarin sie um ein Gespräch bittet: „Kann ich Sie mal wegen Ihrer Mutter sprechen?"

„Natürlich, einen Moment, ich komme sofort."

Die Nachbarin ist aufgeregt. So könne es nicht weitergehen. Die Mutter könne nicht mehr alleine in der Wohnung bleiben. Das sei heute nicht das erste Mal, dass sich Frau Bach im Flur ausgesperrt habe. Sie laufe dann durch das ganze Haus und mache alle Hausbewohner verrückt. Sie selbst habe Frau Bach schon unten im Keller gefunden und dann nach oben in die

Wohnung gebracht. Der Hausmeister habe die Wohnung geöffnet. Richtig unterkühlt sei sie gewesen, die arme Frau. „Ihre Mutter ist alt und braucht Hilfe. Da reicht es nicht aus, nur einmal am Tag zu kommen."

Karin spürt, wie Wut in ihr hochkommt, reißt sich aber zusammen.

Die Nachbarin hat sich warmgeredet: „Was Sie machen, ist unverantwortlich. Ihre Nerven möchte ich haben. Was denken Sie sich eigentlich, Ihre arme Mutter hier alleine zu lassen?" Selbst nachts hätten die Hausbewohner kaum Ruhe. Der Fernseher laufe viel zu laut.

Karin unterbricht den Redefluss: „Also, das kann nicht sein. Mutter sieht so gut wie nie fern."

Die Nachbarin lässt sich nicht bremsen: „Ja, Sie sind ja nachts nicht hier. Sie hören ja nicht die Geräusche, wenn Ihre Mutter durch die Wohnung läuft, von hier nach da und zurück." Kein Auge könne man zumachen. Ständig denke man, jemand sei in ihrer Wohnung, weil sie spricht. Gefährlich sei das. Man müsse ja befürchten, dass eines Tages noch das ganze Haus abbrennt. „Ich hoffe, Frau Thomas, Sie sind gut versichert. Ich an Ihrer Stelle wäre nicht so ruhig."

Infothek 4.2: Haftung

„Von wegen ruhig", denkt Karin, „wenn du jetzt nicht bald aufhörst zu keifen, passiert was, du blöde Ziege."

Karin nimmt ihre ganze Kraft zusammen, um sich ihre Wut nicht anmerken zu lassen. „Ich muss mich jetzt um Mutter kümmern", sagt sie und lässt die Nachbarin im Flur stehen.

So einfach lässt die sich aber nicht abspeisen: „Und noch eins: Vor ein paar Tagen fand ich Ihre Mutter im Keller vor der Waschmaschine. Sie hatte die 30-Grad-Wäsche gekocht. Das hätten Sie sehen sollen! Und dann fragt sie mich auch noch, ob das ihre Waschmaschine sei! Ich hab ihr natürlich geholfen. Was glauben Sie, was passiert wäre, wenn ich nicht da gewesen wäre?"

Karin kann sich nicht mehr zusammenreißen und beißt zurück: „Ich bezahle Ihnen Ihre Bemühungen. Sagen Sie mir, wie viel Sie bekommen." Dann betritt sie Mutters Wohnung und knallt die Tür hinter sich zu.

Die Nachbarin ist empört: „Das hat man davon. Man soll sich auch nicht um anderer Leute Angelegenheiten kümmern." Und lauter: „Die Sache ist noch nicht erledigt, Frau Thomas."

> *Karin fragt:*
> *Neben dem Stress mit Mutter kommen auch noch Freunde und Nachbarn mit klugen Ratschlägen oder Vorwürfen. Kann man uns zwei nicht in Ruhe lassen?*

Menschen, die zu stark von den Normen und Werten unserer Gesellschaft abweichen, unterliegen einer besonderen Aufmerksamkeit und Kontrolle. Karin steht zwischen den gesellschaftlichen Erwartungen, die sie an und für sich nicht in Frage stellt, und dem abweichenden Verhalten ihrer Mutter, für das sie Verständnis aufbringen will. Wie kann sie es schaffen, beides zu vereinen?

Ohne die soziale Kontrolle der Nachbarn und Freunde fiele es Karin möglicherweise leichter, Mutters abweichendes Verhalten zu tolerieren. Aber Karin muss sich zwischen den gesellschaftlichen Normen und Erwartungen und dem Verständnis für Mutter zurechtfinden. Das Problem für Karin besteht darin, einen Mittelweg zu finden, der ihr gestattet, das abweichende Verhalten so weit wie möglich zu respektieren, sogar zu verteidigen, aber dann einzugreifen, wenn Gefahren oder unzumutbare Belästigungen drohen. Findet sie diesen Weg nicht, wird sie sich aufreiben.

Einen Kompromiss zwischen den gesellschaftlichen Erwartungen und Mutters Bedürfnissen zu finden, ist schwierig, manchmal fast unmöglich. Karin braucht Verbündete, z.B. andere Pflegende, die sie verstehen und ihr Mut machen, ihre eigenen Maßstäbe zu entwickeln und dabei ihrer Intuition zu vertrauen.

Karin ist aufgewühlt. Sie versucht, sich abzulenken, und erledigt in der Küche den Abwasch. Derweil kramt Frau Bach in den Schubladen und sucht nach irgendwelchen Schlüsseln.

„Weißt du nicht, wo mein Schlüssel ist? Hast du ihn mitgenommen?"

Jetzt verliert Karin vollends die Nerven: „Hör endlich mit deinen verdammten Schlüsseln auf! Du machst alle verrückt!

Ich halte das nicht mehr aus. Es ist wirklich furchtbar mit dir! Merkst du nicht, dass du allen nur noch auf die Nerven gehst? Was denkst du dir eigentlich? Glaubst du denn, es geht nur um dich? Ich hab wirklich bald die Nase voll von dir!"

Karin geht nach Hause, aber ihr schlechtes Gewissen holt sie ein.

> **Karin fragt:**
> **Ist es nicht besser, wenn ich meinen Job aufgebe, um mich ganz auf Mutter zu konzentrieren?**

Das Pflegezeitgesetz bietet Berufstätigen die Möglichkeit einer sechsmonatigen beruflichen Auszeit, um einen nahen Angehörigen zu Hause zu pflegen. Diese Zeit kann man durchaus nutzen, um auszuprobieren, ob und in welchem Umfang man Pflege leisten kann und wie sich das eigene Leben dadurch verändert.

> **Infothek 6.11: Pflegezeit nach dem Pflegezeitgesetz**

Wer sich nach der sechsmonatigen Pflegezeit für eine langfristige Pflege entscheidet, sollte bedenken, dass Berufstätigkeit eine gute Möglichkeit bieten kann, einen eigenen Lebensbereich neben der Pflege zu erhalten, vor allem wenn man dort Befriedigung, Anerkennung und Ablenkung findet. Wer seine gewohnten Tätigkeiten und Kontakte zu sehr vernachlässigt oder gar aufgibt, gerät leicht in eine Art soziale Isolation.

Mutter braucht Pflege

Karin hat sich beim Hausarzt einen Termin für Mutter geben lassen und will bei der Untersuchung dabei sein. Der Hausarzt stellt eine Herzschwäche und Durchblutungsstörungen fest. Karin soll darauf achten, dass Frau Bach die verordneten Medikamente regelmäßig einnimmt. Gegen das Wasser in den Beinen verschreibt er zusätzlich Kompressionsstrümpfe. Während sich Frau Bach ankleidet, nimmt der Arzt Karin zur Seite. Der Zustand von Mutter habe sich tatsächlich verschlimmert. Er habe mit Mutter einen Test durchgeführt, jetzt müsse man wohl von einer Demenz sprechen.

Infothek 5.7: Der Mini-Mental-Status-Test

„Hat Mutter Alzheimer?", will Karin wissen. „Möglich", sagt der Arzt, „aber so genau kann ich das nicht sagen." Auf jeden Fall müsse man sich darauf einstellen, dass die Krankheit fortschreiten und Mutter geistig weiter abbauen werde. Er habe zusätzlich ein Medikament verordnet, das den geistigen Abbauprozess verlangsamen kann, und er wolle Frau Bach jetzt regelmäßig sehen.

> *Karin fragt:*
> *Es gibt nichts Schlimmeres, als den Verstand zu verlieren. Zum Glück bekommt Mutter das nicht mit – oder?*

Es gibt die Meinung, geistiger Abbau habe wenigstens den Vorteil, dass betroffene Menschen ihren eigenen Verfall nicht bemerken. Diese Ansicht stimmt so nicht. Menschen, denen der Verstand verloren geht, spüren die Veränderungen und teilen sie mit:

„Glaubst du, dass ich verrückt werde?"
„Mit mir stimmt was nicht."
„Ich brauch doch dich, dass du mich denkst und lenkst."

Später, wenn die Demenz weiter fortschreitet, sagen sie beispielsweise:

„Ich bleib hier sitzen, hier bin ich sicher."
„Ich weiß es nicht."
„Ich weiß nichts und meine Tochter weiß auch nichts."
„Ich hab ein so dummes Gesicht."
„Mir ist so schwindelig."

Diese und ähnliche Aussagen dürfen als Versuch der alten Menschen verstanden werden, ihren Zustand auszudrücken. Sie merken, wie sie immer weniger verstehen und daran verzweifeln.

Noch später, wenn sie die Sprache nicht mehr beherrschen, drücken sie ihren Zustand bisweilen durch Gesten und Handlungen aus: Sie lassen z. B. ihre Hand um den Kopf kreisen oder klopfen mit der Hand gegen den Kopf oder versuchen, durch wiederkehrende monotone Handlungen die in ihrem Denken verloren gegangene Struktur zu ersetzen.

> Zugleich versuchen Menschen mit Demenz noch lange, nach außen eine intakte Fassade zu präsentieren. Sie tun so, als seien sie Herr einer Situation, den Anforderungen gewachsen. Bei dem Versuch, die Fassade aufrechtzuerhalten, greifen die Menschen gerne auf Formulierungen, Redewendungen und Gesten zurück, die ihnen ein Leben lang eigen waren. Diese Strategie hilft ihnen zu Beginn, die Krankheit zu verbergen, aber dann immer weniger.
>
> Als eine alte Freundin zu Besuch kommt, fragt Frau Bach, ob sie ohne Dieter, ihren Mann, komme.
>
> Die Freundin flüstert: „Du weißt doch, dass Dieter vor einem halben Jahr verstorben ist."
>
> Frau Bach sagt: „Entschuldige, dass ich so dumm gefragt habe."
>
> Sie spürt an der Reaktion der Freundin, dass sie etwas Falsches gesagt haben muss, und entschuldigt sich. Aber was sie Falsches gesagt hat, erschließt sich ihr nicht mehr. Fünf Minuten später fragt sie erneut: „Kommt Dieter noch?"

Der Arzt schlägt Karin vor, die Kompressionsstrümpfe von einem Pflegedienst anziehen zu lassen. „Dann", so sagt er, „haben Sie auch ein wenig Entlastung. Ich schreibe mal Behandlungspflege auf. Damit können Sie zu einem ambulanten Pflegedienst gehen. Die Krankenkasse übernimmt die Kosten. Und Ihrer Mutter tut das auch gut, dann sieht sie mal ein anderes Gesicht."

Infothek 6.10: Behandlungspflege

Auf Karins Nachfrage, welcher Pflegedienst denn der richtige sei, will sich der Arzt nicht festlegen, empfiehlt ihr aber, ins Telefonbuch und in die Anzeigen der Tageszeitungen zu schauen. Außerdem gebe es bei der Pflegekasse Pflegeberater.

Infothek 3.3: Pflegeberatung
Infothek 6.2: Pflegedienste

Karin entscheidet sich für einen Pflegedienst, der mit dem Slogan „Pflege mit Herz und Verstand" wirbt. Bei dem Gespräch in den Büroräumen des Pflegedienstes schöpft sie wieder ein wenig Hoffnung. Die Abrechnung mit der Krankenkasse sei überhaupt kein Problem, das übernehme alles der Pflegedienst. Die Pflegerin, die zum Anlegen der Kompressionsstrümpfe kommen wird, soll für alle Fälle einen Schlüssel von Frau Bachs Wohnung erhalten. Im Übrigen solle Karin sich nicht scheuen, anzurufen und zu fragen oder zusätzliche Hilfen anzufordern. Im Moment, meint Karin, bräuchte sie keine weiteren Hilfen. Zuletzt weist die Mitarbeiterin auf einen Gesprächskreis für pflegende Angehörige hin. Da solle sie mal mit ihrem Mann vorbeischauen. Es täte ihr bestimmt gut, wenn sie sich mit anderen austauschen könne und höre, dass andere Kinder ähnliche Probleme mit ihren alten Eltern haben.

Infothek 3.5: Gesprächskreise für Angehörige

Dann erhält Karin noch einen Prospekt über den Hausnotrufdienst. Dieser, sagt die Pflegerin, könne ganz nützlich sein, da Frau Bach alleine in der Wohnung lebe.

Infothek 6.7: Hausnotruf

Karin ist beeindruckt, wie viele Hilfsangebote es gibt. Davon wisse man ja gar nichts, wenn man nicht damit zu tun hat.

Infothek 3.1: Informationsquellen

„Ganzkörperwaschung" liest sie in einem der Prospekte. Das wäre doch was. Mutter riecht in letzter Zeit ziemlich auffällig. Karin hat ihr schon mal angeboten, ihr beim Baden zu helfen, was Frau Bach vehement abgelehnt hatte. Sie wäre kein kleines Kind. Aber vielleicht kann eine erfahrene Pflegerin Mutter zu einem Bad überreden.

„Kein Problem", sagt die Mitarbeiterin des Pflegedienstes, „wir berechnen für die Hilfe beim Baden 20 Euro."

„Bezahlt das die Pflegeversicherung?", will Karin wissen.

„In Ihrem Fall nicht", sagt die Mitarbeiterin, „denn Ihre Mutter müsste wenigstens in der Pflegestufe I eingestuft sein. Das Anlegen der Kompressionsstrümpfe ist Behandlungspflege, das bezahlt die Krankenkasse. Waschen ist Grundpflege, dafür ist die Pflegekasse zuständig, aber nur, wenn eine Pflegestufe vorliegt."

> **Infothek 10.11: Sozialhilfe bei häuslicher Pflege**
> **Infothek 10.3: Die Finanzierung von leichtem Hilfebedarf**

Karin überschlägt die Summe: Einmal pro Woche Baden macht etwa 80 Euro im Monat. Das ist zu verkraften.

Die Mitarbeiterin fasst zusammen: „Morgen kommt eine Pflegerin vorbei, um Ihre Mutter kennen zu lernen. Am besten ist es, Frau Thomas, wenn Sie dabei sind, dann können Sie alles miteinander besprechen."

Es kommt eine ziemlich junge Pflegerin. Besonders adrett sieht sie nicht aus. Ob das die richtige Person für Mutter ist? Die Pflegerin erweist sich jedoch als sehr einfühlsam und fragt nach der bisherigen Versorgung von Frau Bach. Das Gespräch verläuft angenehm und entspannt. Aber, betont Frau Bach mehrfach, sie lasse keine fremde Person ins Haus. Davon lässt sich die Pflegerin nicht beeindrucken. Sie lächelt.

Als sie sich verabschiedet, sagt sie, dass sie wiederkomme, sobald das Sanitätshaus die Kompressionsstrümpfe geliefert habe. Mit dem Baden wolle sie mal abwarten, wie sich ihr Verhältnis zu Frau Bach entwickeln werde.

„Eine Betreuung besteht nicht?", fragt die Pflegerin noch.

„Doch, ich betreue meine Mutter", beeilt sich Karin zu sagen, weil sie einen Vorwurf vermutet.

„So meine ich das nicht", lächelt die Pflegerin, „ich meine, ob es eine gerichtliche Betreuung gibt. Ich vermute mal, nein. Aber Sie wollen, wie ich hörte, zu der Angehörigengruppe gehen. Am besten ist, Sie lassen sich da informieren. Eine Betreuung könnte im Falle Ihrer Mutter ganz nützlich sein."

„Betreuung", diesen Begriff merkt sich Karin.

> **Infothek 4.6: Das Betreuungsrecht**

Das Anlegen der Kompressionsstrümpfe durch die Pflegerin klappt auf Anhieb wunderbar. Mutter erzählt anschließend, dass das „Mädchen" sehr nett war.

Karin ist beruhigt. Wenn es so bleibt, dann braucht sie sich keine Sorgen zu machen, und sie kann ihren gewohnten Lebensrhythmus beibehalten. Der tägliche Besuch bei Mutter stellt keine große Belastung für sie dar.

Aber nach einigen Wochen passiert es. Das Krankenhaus ruft bei Karin an. Ob Frau Bach ihre Mutter sei? Sie sei nach einem Sturz eingeliefert worden und müsse einige Tage zur Beobachtung in stationärer Behandlung bleiben. Karin kann kaum atmen.

Der Anrufer beruhigt sie. Frau Bach sei gestürzt und habe sich vermutlich nur Prellungen zugezogen, ihr Zustand sei nicht besorgniserregend.

„Was heißt denn gestürzt?" Karin ist aufgeregt.

Das wolle man ihr alles erklären, wenn sie im Krankenhaus sei. Karin läuft nervös durch die Wohnung und ruft ihren Mann an. Er solle sich bitte freinehmen und sofort ins Krankenhaus fahren. Sie packt die notwendigen Sachen ein und bestellt ein Taxi.

Mutter liegt schon in einem Krankenzimmer. Wenigstens nicht auf der Intensivstation, wie Karin befürchtet hatte. Was soll denn dieser Urinbeutel an Mutters Bett?

„Mutter, was hast du gemacht?"

Frau Bach ist schläfrig. Sie scheint nicht viel wahrzunehmen.

Karin versucht, sie anzusprechen: „Mutter, ich bin es. Hörst du mich?"

Frau Bach versucht, die Augen zu öffnen. „Wo ist Vater?", fragt sie. Dann nickt sie wieder ein.

Eine Krankenschwester tritt hinzu und bittet Karin, mit ihr auf den Flur zu gehen.

„Aber ich kann Mutter doch jetzt nicht alleine lassen."

„Gut, dann melden Sie sich nachher bei mir im Stationszimmer. Ich muss noch ein paar Angaben über Ihre Mutter haben."

Später erzählt Peter seiner Frau, dass er mit dem Arzt gesprochen habe. Mutter sei in der Nähe des Friedhofes gefunden worden. Wahrscheinlich habe sie mal wieder zu Vaters Grab gewollt. Ihre Verletzungen seien nicht weiter schlimm, aber der Allgemeinzustand sei doch bedenklich. Die Beine seien voller Wasser, das Herz sei schwach. Im Krankenhaus wolle man sie nun mal gründlich untersuchen. Auffällig sei auch ihre geistige Verfassung. Mutter sei sehr verwirrt und unruhig gewesen, als sie ins Krankenhaus eingeliefert wurde. Man habe ihr etwas zur Beruhigung gegeben und vorsichtshalber einen Blasenkatheter gelegt. Der Arzt wolle nicht riskieren, dass Mutter alleine zur Toilette geht.

Am nächsten Tag ist Frau Bach wieder ansprechbar. Sie besteht darauf, nach Hause entlassen zu werden. In diesem Krankenhaus bleibe sie nicht. Hier sei Vater schon gestorben. Und den Ärzten traue sie nicht. Sterben könne sie zu Hause auch. Karin drängt Mutter, zu bleiben.

Der Arzt bittet Karin um ein Gespräch. Bei Frau Bach müsse unbedingt eine Herzuntersuchung durchgeführt werden, aber sie willige nicht ein. Karin versucht, Mutter zu überzeugen. Zwei Tage vergehen mit quälenden Gesprächen. Aber mit Frau Bach ist nicht mehr zu reden. Schweren Herzens nimmt Karin sie mit nach Hause.

Infothek 5.2: Zustimmung zur ärztlichen Behandlung

In ihrer Wohnung fühlt sich Frau Bach wohler. Aufgrund der Prellungen fällt ihr aber jede Bewegung sehr schwer. Sie ist wehleidig, aber Karin will keine Klagen von Mutter hören:

„Wenn es so schlimm wäre, wärst du ja wohl im Krankenhaus geblieben."

Als Karin dem Pflegedienst mitteilt, dass Mutter jetzt zusätzlich Einreibungen aufgrund der Prellungen verschrieben wurden, muss sie sich zunächst anhören, dass eine Pflegerin vor zwei Tagen vergeblich zu Frau Bach gefahren sei. Sie soll in Zukunft daran denken, den Pflegedienst rechtzeitig abzubestellen, wenn Mutter ins Krankenhaus verlegt wird.

„Man kann doch nicht an alles denken", entschuldigt sich Karin.

Am nächsten Tag kommt die vertraute Pflegerin wieder ins Haus. Von ihr erfährt Karin, dass der Pflegedienst mit einem Verein zusammenarbeitet, der Angehörigen von Menschen mit Demenz Entlastung anbietet. Für dieses niederschwellige Angebot gäbe es Geld von der Pflegekasse. Niederschwelliges Angebot – diesen Begriff habe sie noch nie gehört, meint Karin.

„Ja", sagt die Pflegerin, „es sind halt ehrenamtliche Kräfte und Zivildienstleistende."

Karin ruft bei dem Verein an und erfährt, dass gegen eine Gebühr von 8 Euro pro Stunde ein Zivildienstleistender Frau Bach besuchen würde. Den Betrag übernimmt die Pflegekasse, wenigstens zum Teil, auch wenn noch keine Pflegestufe vorliegt. Karin will wissen, was der Zivi mit Mutter mache. Er könne sich mit der Mutter unterhalten, spielen oder auch kleine Besorgungen erledigen. Ob so ein Zivi denn Mutter auch zum Friedhof begleiten könne, will Karin wissen und erfährt, dass dies kein Problem sei.

> **Infothek 6.3: Nichtpflegerische Hilfen**
> **Infothek 6.4: Niederschwellige Betreuungsangebote**

Karin bestellt sofort den Zivildienstleistenden. Frau Bach findet den jungen Mann auf Anhieb „ganz reizend" und schwärmt geradezu von „ihrem Frank". Wie ein Backfisch, denkt Karin. Aber ihr soll es recht sein. Jetzt der nächste Schritt: Sie versucht, Mutter zu überreden, sich von einer Pflegerin beim Baden helfen zu lassen. Mutter lehnt entschieden ab. Auf gar keinen Fall.

„Ich will keine fremde Person im Haus."

„Aber, Mutti, du kennst die Pflegerin doch. Sie kommt doch schon die ganze Zeit ins Haus."

„Die braucht auch nicht mehr zu kommen", entgegnet Frau Bach.

Aber als die Pflegerin ihr abends beim Ausziehen der Strümpfe hilft, hat Frau Bach ihren Entschluss schon wieder vergessen.

Karin besucht zum ersten Mal den Angehörigentreff. Sie freut sich, dass Peter sie begleitet. Außer ihnen sind noch vier Frauen und ein Mann da. Die Leiterin begrüßt jeden Anwesenden persönlich. Sie wolle heute Abend einen Badewannenlifter vorführen und demonstrieren, wie leicht man damit einen alten Menschen in die Badewanne bekomme, und zwar so, betont sie, dass der eigene Rücken nicht zu sehr belastet wird. Und natürlich gehe sie gerne auf alle Fragen der Teilnehmer ein. Karin und Peter sind unsicher und halten sich zurück.

Zum Schluss brennt ihnen dann doch eine Frage auf den Nägeln: „Wie bekommt man denn eine alte Frau in die Badewanne, die das nicht will?"

Nun, da gebe es eine Reihe von technischen Hilfen. Die Rehatechnik sei da sehr weit.

Infothek 6.8: Technische Hilfen

„Sicher", wendet Karin ein, „aber wenn sie einfach nicht will?"

Gegen den Willen eines Menschen könne man natürlich nichts machen, gibt die Unterrichtsschwester zu bedenken.

„Meine Schwiegermutter riecht aber", setzt Peter nach, „sie muss gebadet werden."

Vielleicht kann man ja auch ein bisschen nachhelfen, regt die Schwester an.

Karin weiß es besser: Ihre Mutter müsste von zwei Personen fest gepackt und in die Wanne gedrückt werden, und wahrscheinlich unternähme sie dann immer noch Fluchtversuche.

Die anderen Teilnehmer nicken mit dem Kopf und lachen. Ja, ja, so sei das. Theorie und Praxis!

Die Schwester schlägt vor, dass eine Kollegin es einfach einmal mit Frau Bach versuchen müsse. Meist ginge es ja doch. Dann erläutert sie: Manche Angehörige seien zu aufgeregt, und die Erregung übertrage sich auf den alten Menschen. Dann gehe oft gar nichts mehr. Eine geschulte Pflegekraft bliebe gelassener und hätte damit meist Erfolg. Dann müsse auch kein Zwang ausgeübt werden.

Karin ist verstimmt. So ist das also. Die Schuld liege bei ihr. Sie sei zu aufgeregt! Sie hat doch weiß Gott Grund genug, aufgeregt zu sein. Eigentlich hat sie praktische Hilfe und Verständnis erwartet, aber keine Belehrungen.

> **Karin fragt:**
> **Was soll ich denn tun? Mutter muss doch gewaschen werden!**

In der häuslichen Pflege dementiell Veränderter kommt es immer wieder zu Situationen, in denen gegen den Willen und ohne Einsicht der Pflegebedürftigen gehandelt werden muss. Bei Mutters Widerstand gegen Wäschewechsel und Körperpflege muss Karin das richtige Maß finden zwischen den heutigen, möglicherweise übertriebenen, Hygieneansprüchen und einem Mindestmaß an Körperpflege.

Hat Karin ihren Standpunkt gefunden, muss sie wissen, dass ihre Mutter die Notwendigkeit der Körperpflege nicht verstehen kann und das Gewaschenwerden deshalb als Zwang empfindet. Handelt sie gegen Mutters Willen, muss sie ihr das Recht der Abwehr zugestehen und sich auf Gegenwehr einstellen. Deshalb ist es wichtig, dass Karin sich ihres Handelns sicher ist und weder Verständnis noch Einsicht bei ihrer Mutter erwartet. Sie kann sich mit folgenden Überlegungen auf die Auseinandersetzungen bei Mutters Körperpflege einstellen:

- *Wie komme ich vorher zur Ruhe?*
- *Wie schütze ich mich vor der Abwehr meiner Mutter?*
- *Was hilft mir, die Situation durchzustehen?*
- *Was tut mir gut, wenn ich es geschafft habe?*
- *Was brauche ich, damit ich mich nachher Mutter wieder liebevoll zuwenden kann?*

Infothek 4.5: Freiheit und Zwang

Auf dem Nachhauseweg beschließen Karin und Peter, den Vorschlag der Unterrichtsschwester auszuprobieren. Am nächsten Tag ruft Karin den Pflegedienst an und fragt, ob die Pflegerin, die schon ins Haus kommt, versuchen könne, Mutter zu baden. Am liebsten hätte sie die neunmalkluge Unterrichtsschwester bestellt. Zu gerne hätte sie gesehen, wie diese am Ende gemeinsam mit Mutter in der Wanne gelegen hätte.

Das Abenteuer kann beginnen. Als die Pflegerin erscheint, hat Karin alles schon so weit vorbereitet. Mutter sitzt bereits im Bademantel. Die Pflegerin bittet Karin, sie mit Frau Bach alleine zu lassen. Karin sieht das nicht ein. Vier Hände seien besser als zwei. Die Pflegerin ist anderer Meinung: Frau Bach brauche Vertrauen und Ruhe.

„Gut", räumt Karin ein, „dann kümmere ich mich in der Zwischenzeit um den Haushalt."

Sie kann es kaum fassen: Nach einer guten halben Stunde ist Mutter gewaschen, mit Pflegemilch eingecremt und fertig angezogen. Sie duftet richtig angenehm. Frau Bach ist erschöpft, fühlt sich aber offensichtlich wohl. Karin ist dankbar.

„Wie haben Sie das nur fertig gebracht? Sie müssen ja ein Engel sein", lobt sie die Pflegerin. Karin will sofort die vereinbarten 20 Euro bezahlen. Aber die Pflegerin verweist auf eine Rechnung, die nächsten Monat zugestellt wird. Im Übrigen solle sie rechtzeitig anrufen, wenn Mutter wieder gebadet werden möchte.

Dieses Problem wäre gelöst – aber nicht lange, denn zwei Wochen später verweigert Frau Bach jede fremde Pflege.

Nach mühsamem Nachbohren findet Karin endlich den Grund heraus, warum Mutter niemanden außer dem Zivi zu sich lassen will: Die Pflegerin, an die sie sich gewöhnt hatte, macht Urlaub. Sie hatte allerdings beim letzten Besuch vor ihrem Urlaub Frau Bach einen Kollegen vorgestellt, der ihr während der Urlaubszeit die Kompressionsstrümpfe anziehen und ihr beim Baden helfen würde. Frau Bach hatte geschwiegen. Aber sie würde sich niemals von einem Mann waschen lassen. Außer von Frank, der könnte sie ja baden.

Über dieses Ansinnen ihrer Mutter ist Karin entrüstet: „Mutter, du kannst dich doch nicht von einem Jungen waschen lassen! Was soll der Junge bloß denken! Stell dir mal vor, das könnte dein Enkel sein, unser Andreas."

Dann ruft sie den Pflegedienst an: Sehr enttäuscht sei sie. Wie könne man nur einen männlichen Pfleger zu ihrer Mutter schicken! Ein bisschen Feingefühl sei doch wohl zu erwarten. Die Mitarbeiterin gibt sich hilflos. Sie wisse natürlich, dass es ein Anrecht auf gleichgeschlechtliche Pflege gebe, aber es sei Urlaubszeit, eine Pflegerin sei krank und da blieben kaum noch

Alternativen. Bei anderen Kundinnen seien die männlichen Pfleger kein Problem.

„Bei meiner Mutter ist es aber ein Problem."

Man werde sich bemühen, eine Pflegerin zu schicken.

Zu spät. Frau Bach lässt sich auf nichts mehr ein. Außer Frank kommt ihr keine fremde Person mehr ins Haus. Und damit Schluss!

Karin ist wütend, sowohl auf den Pflegedienst als auch auf Mutter. Alles bleibt mal wieder an ihr hängen.

Karin fragt:
Wie kann man nur einen Mann schicken,
um eine alte Frau zu baden?

Wir sind es traditionell gewohnt, dass Frauen die Pflege verrichten, auch an Männern. Männliche Pfleger gibt es zwar inzwischen häufiger, sie sind aber immer noch in der Minderzahl.

Pflege ist ein intimes Geschehen. Es kommt zu Nähe und Berührungen, die im Allgemeinen tabuisiert und deswegen nicht leicht auszuhalten sind, weder von dem Pflegenden noch von dem Pflegebedürftigen. Als Karin ihre Mutter zum ersten Mal im Intimbereich gewaschen hat, musste sie sich, wie die meisten Menschen, dazu überwinden. Unabhängig vom Geschlecht ist die Überschreitung einer Tabugrenze mit Schamgefühl verbunden.

Der Gedanke an Tabubrüche weckt bei der Pflege durch einen Mann darüber hinaus sexuell gefärbte Fantasien. Von dem Mann in der Pflege geht scheinbar eine Bedrohung aus, sowohl von dem Pfleger, der eine ältere Frau wäscht, als auch von dem alten Mann, der von einer jüngeren Pflegerin gewaschen wird. Welche Fantasien mag Karin haben, als sie hört, dass ihre Mutter von einem Mann gebadet werden soll? Was wäre, wenn Karin ihren Schwiegervater baden müsste?

Das Pflegeversicherungsgesetz formuliert einen Anspruch auf gleichgeschlechtliche Pflege. Sollte im Einzelfall eine gegengeschlechtliche Pflege auf keinen Fall toleriert werden, besteht die Möglichkeit, dass eine einzelne geeignete (gleichgeschlechtliche) Pflegekraft einen (Einzel-)Vertrag mit der zuständigen Pflegekasse abschließen und die Leistungen abrechnen kann. Ähnliches ist auch bei religiöser, weltanschaulicher oder anderer Bindung denkbar (kultursensible Pflege). Sinnvollerweise sucht man sich eine Pflegekraft aus, die mit einem Pflegedienst vernetzt ist, damit die Pflege auch bei Urlaub und Krankheit sichergestellt ist.

Trotz allem ist in der Pflege nicht auszuschließen, dass sich Männer und Frauen sehr intim begegnen. Vor dem Hintergrund der rapide wachsenden Zahl Pflegebedürftiger und der offenen Frage, wer die Pflege in Zukunft leisten soll, werden auch Pflegebedürftige kompromissbereit sein müssen. Neben Pfleger(innen) des anderen Geschlechts müssen sie sich zukünftig vermehrt auch auf Pflegekräfte mit anderer Hautfarbe, Religion oder Kultur einstellen. Man wird sich „seine" Pflegekraft immer weniger aussuchen können.

Es geht auf und ab

Peter besteht darauf, dass Karin zu dem lange geplanten Wochenendausflug mit Freunden mitfährt. Aber Karin will Mutter nicht alleine lassen.

Peter bleibt stur: „Dann muss deine Mutter sehen, wo sie bleibt. Du fährst mit. Du brauchst Ruhe und Abstand. Das tut dir gut."

Karin kann und will Mutter nicht unversorgt zurücklassen. Sie bittet ihre Tochter Susanne, die Jura studiert, sich an dem Wochenende um Oma zu kümmern. Susanne ist sofort einverstanden.

Natürlich, Susanne kommt wie immer auf die letzte Minute. Peter drängt zur Abfahrt, und seine Frau kommt nicht mehr dazu, Susanne alles Wichtige zu sagen. Auf der Fahrt fällt die Spannung nur langsam von Karin ab. Im Laufe des ersten Abends fängt sie dann doch an, das Wochenende im Kreis der alten Freunde zu genießen. Sie widersteht der Versuchung, zu Hause anzurufen und sich zu erkundigen, wie es den beiden geht.

Auf der Heimfahrt holt sie die Sorge um Mutter wieder ein. Hoffentlich ist nichts passiert. Hat sie Susanne nicht zu viel zugemutet? Sie drängt Peter, zuerst bei Mutter vorbeizufahren. Da ist aber niemand. Also nach Hause! Dort sitzen Susanne und Mutter gemütlich am Tisch und essen zu Abend. Es scheint ihnen gut zu gehen. Susanne hatte Oma zum Essen eingeladen und wollte sie gerade nach Hause bringen, um gleich weiter in ihre Wohngemeinschaft zu fahren.

Karin ist erleichtert – aber auch irritiert. Spät abends noch ruft sie Susanne an. Susanne versteht die Bedenken ihrer Mutter nicht. Gewiss, Oma habe ganz schön nachgelassen, aber sie sei doch so lieb, manchmal richtig süß. Und dann erzählt sie die Geschichte, wie Oma im Eiscafé den Kellner gefragt habe, ob er ein echter Italiener sei. Und wie sie ihm dann von ihrem früheren Urlaub in Italien erzählt habe. Sie wäre richtig aufgedreht gewesen. Das ganze Eiscafé wurde von ihr unterhalten. „Das hättest du sehen sollen. Einfach toll. Zu schön", begeistert sich Susanne.

Karin fragt:
Warum ist Mutter bei mir nicht so?
Warum kann sie es mir nicht auch mal leicht machen?

Das Problem liegt nicht bei Frau Bach, sondern bei Karin. Sie konzentriert sich zu sehr auf die kranken Seiten ihrer Mutter, nimmt viel stärker die Defizite und Störungen wahr, statt die positiven Seiten, wie beispielsweise Frau Bachs Lust am Spielen und Erzählen, ihre Neugierde oder Freude.

Susanne ist da offener. Sie betrachtet Omas Tun nicht als störend und nervend, sondern als Ausdruck von Lebendigkeit und Freude.

Das fällt Susanne leicht, würde Karin sagen, weil sie nicht immer bei Mutter ist. Und das ist der Punkt. Jede Beziehung, die keine Möglichkeit zum Abstand lässt, wird auf Dauer als Belastung empfunden. Karin leidet an ihrer Mutter und hat deshalb keinen Blick für das Schöne und Positive in der Entwicklung von Frau Bach. Sie braucht regelmäßig Abstand von ihrer Mutter, um sie danach mit anderen Augen sehen zu können.

Den Hausmitbewohnern scheinen Frau Bachs Launen nicht so gut zu gefallen wie den Besuchern des Eiscafés. Sie fordern immer dringlicher den Auszug der alten Dame. Der Hauswart der Wohnungsgesellschaft ruft bei Karin an. Er habe Anrufe von Hausbewohnern bekommen, die sich über Frau Bach beschweren. Leider verweigere Frau Bach ihm den Zutritt zur Wohnung. Bevor er weitere Schritte unternehmen müsse, bitte er Frau Thomas um Unterstützung.

„Jetzt?", fragt Karin.

„Sicher jetzt", erwidert der Hauswart, „ich rufe hier aus einer Nachbarwohnung an. Im Übrigen können Sie Ihre Mutter ohnehin nicht alleine lassen. Sie ist vollkommen aufgeregt und ruft dauernd nach einem Heinz."

Heinz? Mutters Vater hieß Heinz.

Karin beeilt sich. Schon am Hauseingang hört sie ihre Mutter.

Der Hauswart fängt Karin im Treppenhaus ab. Er wolle die Angelegenheit nicht in der Wohnung von Frau Bach besprechen und sagt: „So kann es nicht weitergehen."

Karin überhört ihn und will zuerst Mutter beruhigen. Sie geht in die Wohnung und schließt die Tür, um mit ihr alleine zu sein.

Der Hauswart klingelt. Karin lässt ihn klingeln. Aber der Mann ist zäh.

„Also bitte, kommen Sie rein und sagen Sie, was Sie zu sagen haben."

Der Hauswart ist verlegen: „Unsere Wohnungsgesellschaft verliert nicht gerne langjährige Mieter. Aber mit Ihrer Mutter …, das sehen Sie doch selbst."

„Ich muss mich jetzt zuerst um Mutter kümmern. Geben Sie mir Ihre Telefonnummer, ich rufe Sie später an."

Nach diesem Telefongespräch befürchtet Karin, dass Mutter wahrscheinlich nicht mehr lange in ihrer Wohnung bleiben kann.

Infothek 4.4: Wohnungskündigung

Ein nächtlicher Anruf morgens gegen vier Uhr verstärkt die Sorge. Es ist Mutter, sie fände ihren Schlüssel nicht. Sie müsse unbedingt weg, aber die Tür sei verschlossen. Sie habe schon laut geschrien, aber niemand höre sie.

„Komm sofort meine Tür aufschließen", fordert sie Karin auf.

„Weißt du, wie spät es ist, Mutter? Sieh mal auf die Uhr. Du kannst jetzt nicht aus dem Haus."

Mutter schreit ins Telefon, sie wolle, dass sofort jemand

komme, die Nachbarin habe sie eingesperrt, sie lasse sich nicht einsperren.

Karin holt Peter aus dem Bett, und beide fahren los, um Mutter zu beruhigen.

Am Morgen ruft Karin ihren Bruder Helmut an. Es müsse etwas unternommen werden. Helmut nimmt noch am gleichen Tag frei, macht sich auf den Weg, und abends sitzen alle zusammen. Mutter ist glücklich, dass die Familie um sie versammelt ist. Es ist fast wie früher. Als sie einnickt, können die Kinder besprechen, wie es weitergehen soll.

Allen ist klar, dass Mutter nicht mehr alleine leben kann. Die Stimmung ist gereizt, und die Meinungen gehen durcheinander. Man hört sich kaum zu.

Für Helmut steht fest: Einen alten Baum verpflanzt man nicht. „Und was ist, wenn ein Enkelkind zu Oma zieht? Platz genug ist ja da", regt er an.

Wie Helmut sich das denn vorstelle, ereifert sich Karin: „Nein, auf keinen Fall. Zieh du doch zu Mutter."

„Was soll das denn jetzt? Können wir nicht vernünftig miteinander reden?", entrüstet sich Helmut.

„Wir können ja Mutter zu uns nehmen", schlägt Peter vor, „abwechselnd du und wir. Du ein paar Monate, wir ein paar Monate."

„Das ist doch nichts für Mutter; in der fremden Umgebung bei mir. Hier ist sie doch zu Hause."

„Ich soll Mutter wohl zu mir nehmen?", braust Karin auf. „Das kannst du dir aus dem Kopf schlagen. Ich tue schon genug für sie. Du kümmerst dich doch um nichts. Tu du doch auch mal was für Mutter, schließlich bist du bei ihr ja nie zu kurz gekommen."

Helmut gibt das gespannte Verhältnis zwischen Mutter und seiner Frau zu bedenken. „Du weißt genau, dass sich die beiden nie verstanden haben. Das geht nicht gut."

Peter will nicht einsehen, dass alle Arbeit an Karin hängen bleiben soll: „Dann muss eure Mutter ins Altenheim."

Helmut und Karin sehen sich erschrocken an.

„Das wäre ihr Tod", sind sich die Geschwister einig.

Nachts im Bett weint Karin. Peter nimmt sie in den Arm: Und wenn Mutter doch zu uns ins Haus käme? Die Zimmer der Kinder stehen leer. Aber Karin hätte dann die Arbeit. Er sei berufstätig und möchte auch nicht auf alles verzichten, nur damit Helmut seine Ruhe hat.

Und dann fragt er: „Was ist denn eigentlich, wenn mein alter Herr nicht mehr zurechtkommt?"

Karin findet die Frage in diesem Moment gemein. Als ob sie im Augenblick nicht genug Probleme hätte.

Als Karin am nächsten Morgen alleine ist, muss sie zuerst einmal ihre Gedanken sortieren. Sie hatte tatsächlich überlegt, Mutter zu sich zu nehmen, und ist nun froh, dass Peter ihr die Entscheidung erleichtert. Ihre Sorge, wie Peter auf ihren Vorschlag reagieren würde, ist ihr genommen. Dennoch ist sie voller Zweifel.

Sie schiebt die Entscheidung bis zum nächsten Treffen des Angehörigenkreises auf. Dort aber heißt es, dass ihr niemand die Entscheidung abnehmen könne. Das weiß sie selbst, hatte aber insgeheim auf eine klare Antwort gehofft.

Egal, welche Entscheidung Karin trifft, sie geht zu ihren Lasten. Entweder muss sie ihr eigenes Leben einschränken oder aber mit ständigen Selbstvorwürfen und einem schlechten Gewissen zurechtkommen.

Im Fernsehen sieht sie einen Bericht über Missstände in Altenheimen. Sie ist erschüttert. Nein, das will sie ihrer Mutter nicht zumuten. Karin entscheidet sich: „Mutter kommt zu uns!"

Mutter zieht ins Haus

Karin bleibt bei ihrer Entscheidung. Mutter bekommt das leer stehende Zimmer von Andreas, der vor einigen Monaten ausgezogen ist. Frau Bach hatte sich zunächst strikt geweigert, die alte Wohnung zu verlassen, bis Karin Druck ausgeübt hatte:

„Nein, Mutter, jetzt ist Schluss, du ziehst zu uns. Du kannst nicht mehr alleine leben. Wenn du in deiner Wohnung bleiben willst, bitte. Aber dann sieh zu, wer sich um dich kümmert."

Frau Bach hatte zwar gemeint, sie käme alleine ganz gut zurecht, aber Karin nahm die Einwände nicht mehr ernst; sie schrieb die Kündigung des Mietvertrages und verlangte von Mutter die Unterschrift: „Mutter, bitte unterschreib hier!"

Tatsächlich, Frau Bach unterschrieb. Und dann redete sie mehrere Tage nicht mehr mit Karin.

Karin ist das recht, denn sie hat genug mit den Vorbereitungen des Umzugs und der Einrichtung von Mutters Zimmer zu tun. Sie erinnert sich, von einer Wohnberatungsstelle gehört zu haben. Dort will sie sich Tipps holen. Leider kann ihr der Berater nicht sehr weiterhelfen, da er sich überwiegend in der Wohnberatung für körperbehinderte Menschen auskennt. Immerhin erfährt sie, dass ihrer Mutter bis zu 2557 Euro für die behindertengerechte Anpassung der Wohnung zugestanden hätten, wäre Frau Bach als pflegebedürftig eingestuft.

Infothek 3.4: Wohnberatung

Da Mutter nicht mehr länger in ihrer bisherigen Wohnung bleiben kann, das Zimmer bei Karin aber noch nicht fertig ist, erklärt sich Helmut bereit, Mutter solange zu sich nehmen. Seine Frau ist einverstanden. Am zweiten Tag ruft Helmut an. Das sei ja nicht auszuhalten mit Mutter. Karin habe Recht gehabt. Ob das Altenheim nicht doch die bessere Lösung sei. So schlimm habe er Mutters Zustand bisher nicht eingeschätzt.

„Da siehst du mal, was ich alles durchgemacht habe", antwortet Karin.

Und dann klagen beide über Mutters Macken.

„Weißt du noch, wenn Mutter früher schlechte Laune hatte? Wie sie uns dann behandelt hat? Und erinnerst du dich noch, wie sie Vater runtermachte?"

„Er hatte es weiß Gott nicht immer leicht bei ihr."

„Irgendwann konnte ich Mutter nicht mehr ertragen", gibt Helmut zu. „Ich war froh, als ich weggezogen bin – weit weg."

„Aber sie hat immer alles für uns getan."

„Das ist richtig. Aber ich kann ihre Sprüche einfach nicht ertragen, schon lange nicht mehr. Und jetzt! Du musst mal hören, was sie alles zu meiner Frau sagt. Ich glaube, Helga dreht durch, wenn Mutter nicht bald wieder auszieht."

Nach dem Gespräch trinkt Karin in Ruhe ein Glas Wein und stellt sich dabei das Gesicht ihres Herrn Bruder vor.

„Ja, das Leben kann hart sein."

Helmut und Karin telefonieren in den zwei Wochen fast täglich. Von Mutters Möbeln will Helmut nichts haben. Vielleicht die alte Brieftasche von Vater, an der habe er immer gehangen. Das wäre ein schönes Erinnerungsstück für ihn. Vielleicht das eine oder andere Buch. Aber sonst wolle er nichts. Die Enkelkinder könnten sich ja aussuchen, was sie haben wollten.

Karin will von Helmut wissen, welche Möbel von Mutter man mit in das neue Zimmer nehmen soll. Das solle Mutter selbst entscheiden, erhält sie zur Antwort.

Als wenn das so einfach ginge. Mutter in die alte Wohnung stellen und entscheiden lassen, was sie mitnehmen wolle. Das schaffe die gar nicht mehr, und am Ende wolle sie nicht mehr aus ihrer Wohnung raus. Also entscheidet Karin alleine, was mitgenommen wird.

Nach gut zwei Wochen ist Mutters Zimmer fertig. Bevor Helmut sie zu Karin bringt, geht er noch einmal mit ihr durch die alte Wohnung. Das meiste steht noch am angestammten Platz.

„So viele Erinnerungen", denkt Helmut, „bald ist nichts mehr davon da."

Frau Bach ist froh, wieder zu Hause zu sein. Sie versteht nicht, dass sie nicht bleiben darf. Helmut sagt, dass sie jetzt bei Karin leben wird. Dann greift er zu einer Notlüge: Die Wohnung bliebe bestehen. Sie könne immer wieder zurück, aber im Moment wäre sie bei Karin besser aufgehoben. Offensichtlich hat Frau Bach vergessen, dass sie erst vor ein paar Wochen die Wohnungskündigung unterschrieben hat.

Karin fragt:
War das von Helmut richtig, Mutter wegen der Wohnung anzulügen?

Es kommt immer wieder zu Situationen, in denen eine „Notlüge" vertretbar ist, um unergiebigen Auseinandersetzungen aus dem Weg zu gehen oder um den dementiell veränderten Menschen nicht zu beunruhigen. Es ist nichts dagegen einzuwenden, wenn Helmut Mutter den Erhalt der Wohnung verspricht, um sie zu trösten. Oft ist es ja so, dass Menschen wie Frau Bach schnell wieder vergessen.

Sehr oft verstärkt ein Ortswechsel die Verwirrtheitszustände. In der Anfangszeit benötigen Menschen mit Demenz deshalb sehr viel Zuwendung und soziale Geborgenheit. Hilfreich kann es sein, aus der alten Wohnung Gegenstände mitzunehmen, die für den Menschen eine besondere Bedeutung haben. Das müssen nicht unbedingt Möbelstücke sein. Oft hängt das Herz an den unscheinbaren Dingen: Steine aus dem Urlaub, das Poesiealbum, die alte Tasse, das Ballkleid von früher, Fotos, die Kramschublade mit Erinnerungsstücken und, und, und.

Karin verspricht Mutter, dass es ihr an nichts fehlen solle. Sie habe ihr eigenes Zimmer, und ansonsten könne sie im Haus tun und lassen, was sie wolle.

Das tut Mutter dann tatsächlich. Bei den gemeinsamen Mahlzeiten fasst sie mit den Fingern ins Essen. Sie verrückt die Möbel, räumt Schubladen aus, setzt sich ungebeten dazu und will immer dabei sein, selbst wenn Besuch kommt.

Als Karin Freundinnen zum Kaffee eingeladen hat, sitzt Frau Bach mit am Wohnzimmertisch. Eine der Freundinnen bietet ihr ein Stück Kuchen an.

Frau Bach lehnt aber ab und meint: „Nein, danke, ich gehe jetzt nach Hause."

Karin mischt sich ein: „Du bist doch hier zu Hause, Mutter!"

Frau Bach ist empört: „Das weiß ich doch!" Doch kurze Zeit später: „Ich gehe jetzt nach Hause!"

Karin fragt:
Warum will Mutter nach Hause, obwohl sie doch zu Hause ist?

Wenn Menschen mit Demenz zunehmend ängstlich und unsicher werden, suchen sie einen sicheren Ort und den glauben sie zu Hause zu finden. „Zu Hause" ist aber nicht wörtlich, sondern symbolisch zu verstehen als ein Ort der Geborgenheit. Diesen Ort suchen die Menschen vergeblich, sowohl in ihrer alten als auch in einer neuen Wohnung.

Als die Freundinnen zu Besuch sind und Frau Bach nach Hause will, könnte Karin ihre Mutter durch die Wohnung gehen und suchen lassen, wo sie sich befindet. Wahrscheinlich würde sie irgendwann ins Wohnzimmer zurückkommen und sich freuen, dass sie Karin wiedergefunden hätte.

An Karins Geburtstag gratuliert Mutter ihr. Wieso, ist Karin erstaunt, hat sie meinen Geburtstag nicht vergessen, wo sie doch sonst nichts mehr auf die Reihe bekommt? Mutter drückt ihr einen 20-Euro-Schein in die Hand und sagt, sie solle sich etwas Schönes kaufen. Karin ist gerührt, umarmt Mutter und drückt sie fest an sich. An diesem Tag gratuliert Frau Bach ihrer Tochter noch viermal, und jedes Mal sagt sie, sie hätte Karins Geburtstag fast vergessen. Zum Glück sei er ihr noch eingefallen. Sie wolle ihr was schenken, aber leider fände sie kein Geld. Jemand habe ihr 20 Euro gestohlen. Beim zweiten Mal will Karin ihr sagen, dass sie ihr schon gratuliert habe, nach dem dritten Mal gibt sie ihr den 20-Euro-Schein wieder, den sie dann prompt beim vierten Mal geschenkt bekommt.

Diese Geschichte erzählt Karin allen, die ihr zum Geburtstag gratulieren. „Stellt euch vor, Mutter hat mir viermal gratuliert, ist das nicht niedlich?"

Wochen später kommt Karin mittags von der Arbeit nach Hause und ist entsetzt. Mutter hat in der Küche und im Esszimmer alle Schränke ausgeräumt. Geschirr, Gläser, Besteck, Töpfe und Pfannen, alles bildet ein großes Durcheinander. Nichts ist mehr an seinem Platz.

Karin ist voller Wut und schreit: „Verdammt noch mal, bist du verrückt? Wenn das noch mal passiert, dann musst du ins Heim. Du kannst nicht machen, was du willst. Ständig trampelst du auf meinen Nerven rum. Jetzt ist Schluss! Noch einmal, dann kommst du ins Heim. Geh jetzt bloß in dein Zimmer, ich kann dich nicht mehr sehen."

Während Karin tobt, hantiert Frau Bach aufgeregt mit dem Geschirr.

Karin flüchtet ins Schlafzimmer. Sie will alleine sein und weinen. Sie hat sich nicht mehr unter Kontrolle. Musste sie Mutter so anschreien? Die kann doch nichts dafür, die Arme. Mutter ruft nach Heinz. Karin will zu ihr, um sie zu trösten. Sie schafft es nicht. Sie muss zuerst wieder mit sich selbst ins Reine kommen. Mutet sie sich zu viel zu? Sie will Mutter gerecht werden, Peter nicht mit der Pflege belasten und die Kinder möglichst nicht in Anspruch nehmen. Sie fühlt sich ausgelaugt und aufgebraucht. Selbst am Arbeitsplatz findet sie keinen Abstand mehr.

> **Karin fragt:**
> **Was ist nur los mit mir? Ich bin doch sonst nicht so.**

Es ist ausgesprochen schwierig, auf Dauer mit Menschen umzugehen, die nicht mehr funktionieren. Man versteht sie, weiß, dass sie Geduld, Verständnis und Geborgenheit brauchen, kann ihnen dies aber nicht mehr geben, weil die Kraft verbraucht ist. Manchmal ist die Anspannung so groß, dass man keine Rücksicht auf die anderen Bedürfnisse nehmen kann und will. Man verliert die Selbstbeherrschung, und die Spannung entlädt sich in Schimpfen und Anschreien. Für den Moment lässt man Dampf ab, aber anschließend meldet sich das schlechte Gewissen. Man gerät in eine Spirale des Leidens, aus der man keinen Ausweg mehr findet: Man leidet selbst, lässt andere leiden und leidet, weil man andere leiden lässt.

Bei allem Verständnis muss Karin aufpassen, dass ihre Ausbrüche nicht zur Regel werden und dass es nicht zu körperlicher Gewalt kommt.

Wie in jeder Beziehung, so braucht man auch im Umgang mit dementiell Veränderten die Möglichkeit, sich zu entladen. Deshalb ist es wichtig, sich Zeiten und Orte zu schaffen, in denen man sich ausgleichen, erholen, vergewissern und neue Kraft schöpfen kann. In der eigenen Wohnung kann man sich beispielsweise Rückzugsräume einrichten: die Kosmetikecke, ungestörter Musikgenuss aus dem Kopfhörer, ein Fitnessgerät zum Abreagieren, die Duftlampe, das warme Bad oder das Blumenbeet im Garten.

Als Peter abends nach Hause kommt, teilt Karin ihm mit, dass sie ihre Arbeitsstelle aufgeben wird. Mutter, Familie und Arbeit seien ihr zu viel.

Peter akzeptiert ihren Entschluss, rät aber dennoch, mit der Kündigung ein paar Tage zu warten. Sie solle daran denken, dass sie nicht mehr die Jüngste sei und wahrscheinlich keine Stelle mehr fände, wenn sich die Sache mit Mutter irgendwann erledigt hätte.

„Was wäre denn, wenn du Mutter zeitweise in die Tagespflege bringst? Dann könntest du weiterarbeiten, und sie wäre tagsüber versorgt."

> **Infothek 7: Tages- und Nachtpflege**

Karin verwirft diese Überlegung. Wie solle sie tagsüber arbeiten können, wenn sie nachts sowieso nicht zur Ruhe käme. Und außerdem würde die Tagespflege mehr Geld kosten, als ihre Berufstätigkeit einbrächte.

Gibt es für Berufstätige nicht die Möglichkeit, sich für die Pflege von der Arbeit freistellen zu lassen, erinnert sich Peter.

„Ja", weiß Karin, „aber in unserem Betrieb mit den wenigen Leuten kommt das nicht in Frage."

> **Infothek 6.11: Pflegezeit nach dem Pflegezeitgesetz**

„Und was wäre mit einer ausländischen Hilfe im Haus? Die könnte man vielleicht noch bezahlen", überlegt Peter weiter.

> **Infothek 6.5: Ausländische Pflegekräfte und Haushaltshilfen**

Als Karin am nächsten Tag wieder einmal eine feuchte Stelle in Mutters Sessel wegwischen muss, gibt es für sie nichts mehr zu bedenken. Sie kündigt ihr Arbeitsverhältnis.

Am selben Tag sucht sie Mutters Arzt auf und lässt sich Einlagen verschreiben, um das Problem mit der Inkontinenz in den Griff zu bekommen.

> **Infothek 6.9: Pflegeartikel bei Inkontinenz**

Frau Bach will die Einlagen nicht anlegen. Karin macht kurzen Prozess und versorgt sie trotz Widerstand morgens, abends und nach jedem Stuhlgang mit einer Einlage. Meist dauert es nicht lange, bis Frau Bach sich der Einlage entledigt hat. Sie versteckt das ungewollte Hilfsmittel unter Kissen und in Schubladen. Karin lässt nicht locker. Irgendwann muss Mutter ja die Windel akzeptieren. Aber Frau Bach besitzt ebenfalls große Ausdauer.

Der tägliche Kampf um das Anlegen der Windel ist zermürbend.

Hinzu kommt, dass sich Frau Bach nur unwillig waschen lässt. Karin lässt sich auf keinerlei Einwände ein. Es interessiert sie nicht mehr, ob Frau Bach der Meinung ist, sie sei sauber und wisse selbst, wann sie sich waschen müsse. Wenn Mutter stinkt, dann wird sie gewaschen. Augen zu und durch, ist jetzt Karins Devise. Wie soll sie es sonst schaffen? Warten, bis es Mutter genehm ist? Bis die ganze Wohnung riecht? Wenn es Karin zu sehr stinkt, dann nimmt sie sich Mutter und steckt sie in die Badewanne. Fertig! Zum Glück haben Frau Bachs Kräfte nachgelassen, so dass sie sich kaum noch wehren kann.

Fast ist es genauso wie damals bei Susanne und Andreas, denkt Karin. Susanne ging ja noch, aber Andreas, der hatte wie Mutter seinen eigenen Kopf und wollte sich auch nie waschen lassen. Was waren das für Kämpfe! Nur: Bei Mutter ist alles genau umgekehrt, sie wird immer unselbstständiger und uneinsichtiger.

> **Karin fragt:**
> *Das ist doch alles nur noch schrecklich mit Mutter. Gibt es denn gar nichts Schönes mehr?*

Wenn man sich vor Augen führt, dass menschliches Handeln immer einen Sinn hat – und es besteht ein gewaltiger Unterschied zwischen Sinn und Nutzen –, dann gilt es den Sinn des Handelns zu entdecken, auch wenn es ohne Nutzen ist. Bei Menschen mit Demenz hilft dabei die Erinnerung, wie sie früher waren, was sie erlebt und was sie oft und gerne getan haben. Man wird vieles, manchmal auch nur im Ansatz, wiedererkennen.

Warum sollte man Frau Bach nicht lassen und sich sogar an ihrem Tun erfreuen? Ist es nicht toll, wie sie die Schubladen ausräumt und das Geschirr „sortiert", weil sie aufräumen will? Frau Bach war eine ordentliche Hausfrau, die jetzt wiederholt, was sie immer getan hat, nur mit dem Unterschied, dass ihr Verhalten jetzt ohne Nutzen ist.

Die Welt von Frau Bach ist nicht nur schrecklich. Karin müsste lernen, sich auf das zweckfreie Handeln einzulassen. Karin muss nicht sofort ihre Ordnung wiederherstellen. Sie könnte Mutter gewähren lassen und z.B. wertvolle Sachen vorher für sie uner-

reichbar wegräumen. Sie hat aber das Recht, Grenzen festzulegen.

Bleibt sie aber in der Welt der Nützlichkeit und Zweckmäßigkeit, dann erlebt sie Frau Bachs Aufräumen als überflüssiges Chaos und erkennt nicht, dass Mutter eingeschliffene Handlungen wiederholt.

> **Infothek 5.8: Fördernder Umgang mit dementiell veränderten Menschen**

Das liebe Geld

Der Hausarzt wundert sich, dass Karin noch kein Pflegegeld beantragt hat. Das sei höchste Zeit. Früher habe es öfter Probleme mit den Pflegekassen gegeben, weil die Beaufsichtigung und Betreuung bei Menschen mit Demenz alleine nicht ausreichte, um Pflegegeld zu erhalten. In der Zwischenzeit haben auch die Pflegekassen die besonderen Probleme bei der Versorgung von dementiell veränderten Menschen erkannt.

> **Infothek 10.4: Die Pflegeversicherung**

Im Übrigen habe der Arzt nicht gewusst, dass Karin nicht mehr berufstätig sei. In diesem Falle würde die Pflegeversicherung sogar Rentenversicherungsbeiträge für sie entrichten. Allein das wäre schon Grund genug, den Antrag zu stellen.

> **Infothek 10.8: Die soziale Sicherung der Pflegepersonen**

Karin ruft bei der Pflegekasse ihrer Mutter an und findet nach wenigen Tagen ein Antragsformular in der Post. Eine Woche nachdem sie das Formular ausgefüllt und zurückgeschickt hat, meldet eine Ärztin des MDK (Medizinischer Dienst der Krankenkassen) ihren Besuch an. Sie wolle Frau Bach begutachten, ob sie pflegebedürftig sei und, wenn ja, welche Pflegestufe in Frage komme.

> **Infothek 10.6: Das Gutachten des MDK**

Die Begutachtung, die Karin ziemlich aufgeregt erwartet hat, dauert etwa eine Stunde. Die Ärztin stellt viele Fragen, sieht sich in der ganzen Wohnung um und spricht mit Frau Bach. Dabei macht sie sich Notizen. Karin hatte befürchtet, dass Mutter sich bei der Ärztin – anders als im Alltag – von ihrer Schokoladenseite zeigen würde. Zum Glück ist Mutter aber genauso durcheinander wie meistens.

Zum Schluss meint die Ärztin, dass sie nicht begreife, warum der Antrag nicht schon früher gestellt worden sei. Ohne Zweifel wäre Frau Bach pflegebedürftig, und sie ließ durchblicken, dass die Pflegestufe II vorliegen könnte. Außerdem weist die Ärztin darauf hin, dass Menschen mit Demenz zusätzliche Leistungen der Pflegekasse für besondere Betreuungsangebote erhalten können. Sie werde der Pflegekasse empfehlen, Karin über entsprechende Angebote zu informieren. Sie könnte sich auch an einen Pflegeberater wenden, den es ab 2009 in überall geben wird.

> **Infothek 10.5: Pflegestufen und Leistungen in der Pflegeversicherung**

Mit wie viel Geld sie denn rechnen könne, fragt Karin.

„Nun, wenn Sie die Mutter alleine pflegen, steht ihr in der Pflegestufe II ein Pflegegeld von 420 Euro zu. Aber Sie sollten überlegen, ob Sie nicht einen Pflegedienst zu Ihrer Entlastung hinzuziehen. Dann bekommt Ihre Mutter nicht das ganze Pflegegeld, sondern es wird mit der Pflegekasse eine Kombination von Sachleistung für den Pflegedienst und Pflegegeld für Ihre Mutter vereinbart."

> **Infothek 10.7: Leistungen der Pflegekasse bei häuslicher Pflege**

Das Gespräch mit der Ärztin gibt Anlass zu Optimismus. Umso größer ist die Enttäuschung, als Karin nach zwei Wochen den Bescheid der Pflegekasse in Händen hält. Mutter ist nur in Pflegestufe I eingestuft worden. Karin ist enttäuscht. Aber es wäre auch zu schön gewesen. Peter meint, Pflegestufe I sei besser als gar nichts. Und immerhin wäre sie ja auch in dieser Pflegestufe rentenversichert.

Karin beschließt nun, doch wieder einen ambulanten Pflegedienst hinzuzuziehen. Etwas Entlastung ist ihr wichtiger als das Pflegegeld. Lieber soll die Pflegekasse 420 Euro für den Pflegedienst bezahlen als 215 Euro für sie, und sie hat die ganze Arbeit. Den alten Pflegedienst will sie allerdings nicht mehr beauftragen. Sie ruft bei einem Wohlfahrtsverband an.

Als die Leiterin dieses Pflegedienstes hört, dass für Frau Bach nur die Pflegestufe I anerkannt wurde, empfiehlt sie Karin, sofort Widerspruch gegen diese Entscheidung einzulegen. Wenn sie wolle, könne die Sozialarbeiterin des Verbandes ihr dabei helfen. Karin will es sich überlegen.

Im Angehörigenkreis hört Karin von einem privaten Pflegesachverständigen, der bei Auseinandersetzungen mit einer Pflegekasse helfen kann. Den ruft Karin an, und er rät ihr, zunächst Widerspruch gegen den Bescheid einzulegen und das Pflegegutachten des MDK anzufordern. Nach Analyse des Pflegegutachtens schreibt der Pflegesachverständige eine umfangreiche Stellungnahme, die dazu führt, dass dem Widerspruch stattgegeben und die Pflegestufe II anerkannt wird. Damit hat sich das Honorar für den Pflegesachverständigen gelohnt.

Infothek 10.12: Widerspruch und Klage

Stolz ruft Karin bei Helmut an, um ihm die freudige Nachricht mitzuteilen. Er soll ruhig erfahren, wie seine Schwester sich für Mutters Belange einsetzt.

„Sag mal", fragt Helmut beiläufig, „ich wollte dich immer schon mal fragen: Wie viel Rente bekommt Mutter eigentlich?"

„Nicht ganz 1000 Euro."

„Können wir uns nicht mal treffen und in Ruhe über alles reden?", schlägt Helmut vor.

Karin ist beunruhigt. Will Helmut jetzt kontrollieren, was sie mit Mutters Geld macht oder selbst an das Geld? Sie hat zwar die Bankvollmacht und verfügt über Mutters Rente, gibt das Geld aber nur für deren Bedürfnisse aus. Na ja, sie nimmt sich 200 Euro als Miete für das Zimmer und 250 Euro für die Verpflegung. Das scheint ihr gerecht. Aber nach dem Anruf wird ihr mulmig. Was will ihr Bruder? Ihre Gedanken geraten ins Schwimmen: Wie rechtfertigt sie die 450 Euro für sich? Muss sie sich überhaupt rechtfertigen? Und wie kann sie Helmuts Begehrlichkeiten aus dem Feld räumen?

> **Infothek 10.1: Wie viel ist familiäre Pflege wert?**

Als sie sich treffen, rückt Helmut vorsichtig mit seinem Anliegen heraus. Mutters Rente, das Pflegegeld, der Wegfall der Miete für die alte Wohnung, da bliebe doch bestimmt was übrig. Mutter brauche doch kaum noch etwas. Ja, und Susanne hätte damals zum Abitur von Mutter 1000 Euro geschenkt bekommen. Das sei in Ordnung gewesen. Jetzt habe sein Sohn die Meisterprüfung gemacht und Mutter hätte ihm sicherlich auch 1000 Euro gegeben. Karin sieht das genauso. 1000 Euro für die Meisterprüfung – sicher, das wäre in Mutters Sinne. Sie werde die Summe direkt morgen überweisen.

Er wisse gar nicht, was Mutter sonst noch so habe, bohrt Helmut weiter. „Sag mal, wie sieht das aus, hat Mutter auch Ersparnisse?"

> **Infothek 4.3: Auskunftsanspruch**

Karin zögert und ist enttäuscht. Traut Helmut ihr nicht? Ist er missgünstig? Verdächtigt er seine Schwester, sich zu bereichern?

„Bitte", sagt sie, „jetzt machen wir klar Schiff!"

Sie holt das Sparbuch, die Kontoauszüge und einen großen Block, auf dem sie die Einnahmen und Ausgaben für Mutter genau aufschreiben will.

So genau will es Helmut wirklich nicht wissen. „Mein Gott, Karin, nimm das doch nicht so persönlich."

„Und ob ich das persönlich nehme. Ich will mir nichts nachsagen lassen."

Helmut will die Stimmung etwas aufhellen: „Unsere Karin, so, wie immer."

Aber sein Versuch misslingt ihm gründlich.

Karin ist beleidigt. „Was soll das heißen: Unsere Karin wie immer? Ich war immer diejenige, die ausgenutzt wurde. Wer hat denn immer die Drecksarbeit machen müssen. Hast du dich jemals um irgendetwas gekümmert? Du bist immer deinen Weg gegangen. Und jetzt willst du mir vorwerfen, dass ich für Mutter Pflegegeld bekomme, dass ich mich um ihr Geld kümmere?"

> **Infothek 10.9: Ist Pflegegeld Einkommen?**

Helmut hört sich alles schweigend an. Er hasst solche Auseinandersetzungen. Am liebsten würde er sich verabschieden. Aber seine Neugierde, endlich den Betrag auf dem Sparbuch zu erfahren, lässt ihn bleiben. Irgendwann schlägt er das Sparbuch auf, und er ist angenehm überrascht. Da kann er ja eine nette Erbschaft erwarten.

Karin durchschaut ihn und fordert ihn heraus: „Freu dich nicht zu früh. Wenn Mutter ins Altenheim kommt, dann ist dein Erbe schnell verbraucht. Und du, mein Lieber, du bezahlst. Ich nicht, sondern du. Sei froh, wenn ich Mutter pflege."

> **Infothek 10.2: Unterhaltsleistungen**

„Ja, ja, ich weiß", wiegelt Helmut ab, „schließlich ist sie auch meine Mutter. Aber ich wohne eben weit weg, und Helga kann die Pflege nicht übernehmen. Die zwei Wochen waren schon zu viel für sie. Der Arzt hat ihr damals dringend abgeraten, Mutter weiterzupflegen."

Karin denkt sich ihren Teil und beschließt, den Kontakt zu Helmut in Zukunft auf ein Minimum zu beschränken.

Man richtet sich ein

Allmählich spielt sich der Alltag mit Mutters Versorgung ein. Karin hat einen gewissen Rhythmus für den Tag gefunden, der ihr und Mutter gutzutun scheint. Morgens kommt der Pflegedienst, von dem Mutter gewaschen wird. In dieser Zeit frühstückt Karin in Ruhe – und vor allem ohne Mutter. Ihr Schmatzen beim Essen findet sie widerlich, aber es hat keinen Sinn, ihr das abgewöhnen zu wollen. Anschließend hilft sie Mutter beim Frühstück. Bei schönem Wetter fahren sie zum Friedhof oder machen einen Spaziergang. Frau Bach geht gerne spazieren, aber sie ermüdet schnell. Mit dem Tick der Mutter, ständig in Schubladen zu wühlen und sie auszuräumen, hat Karin sich abgefunden. Sie lässt Mutter gewähren – meistens jedenfalls. Dann sieht es eben unordentlich aus. Besuch kommt ja sowieso kaum noch ins Haus.

Nachmittags, wenn Frau Bach ihren Mittagsschlaf hält, genießt Karin ihre schönste Zeit am Tag. Sie macht den Haushalt, kauft ein oder kann in Ruhe die Zeitung lesen.

Sobald Frau Bach wach wird, geht sie zur Küche, um sich eine Tasse Kaffee zu holen. Karin ist auf alles vorbereitet, denn dummerweise hat Frau Bach die Angewohnheit, ihre Tasse randvoll zu gießen und damit den Weg ins Wohnzimmer anzutreten. Alle Versuche, ihr diese „Vorliebe" abzugewöhnen, sind gescheitert. Also legt Karin einen Aufnehmer bereit, um sofort hinter Mutter herzuwischen. Bevor Peter nach Hause kommt, versorgt sie Mutter nochmals mit einer frischen Einlage und bringt sie in ihr Zimmer, damit sie möglichst ungestört mit Peter zu Abend essen kann. Das gelingt nicht immer, aber Peter und vor allem Karin genießen die Zeit ohne Mutter. Nach dem Abendbrot wechseln sich Peter und Karin mit der Beaufsichtigung ab, damit jeder einen Abend für sich hat.

Peter schätzt die Abende mit seiner Schwiegermutter nicht besonders, vor allem dann nicht, wenn Fußball im Fernsehen ist und Mutter durch die Wohnung läuft: „Mutter, bleib mal sitzen." „Mutter, nun setz dich doch mal!" „Verdammt noch mal, geh aus dem Bild!"

Karin versucht, zu beschwichtigen: „Du weißt doch, dass das nichts nützt, geh eine Runde mit ihr."

„Was, jetzt? In der Verlängerung? Mutter, hau vom Fernseher ab!"

Dann opfert Karin wieder mal ihren „freien" Abend.

Mutters Bedürfnisse bestimmen weitgehend den Tagesablauf. Karin weiß inzwischen, was Mutter unzufrieden macht, worauf sie mit Rufen, Unruhe oder Widerstand reagiert. All das versucht sie zu vermeiden, damit die Tage ohne Stress ablaufen.

Oft redet sie sich ein: Irgendwann ist das vorbei. Dann ist auch wieder genügend Zeit für mich da: bummeln gehen, die Wohnung umgestalten, Besuche machen, Freundinnen einladen, ein Sonnenbad nehmen, Fahrrad fahren. Und alles ohne den Druck, schnell wieder zu Hause sein zu müssen.

Die leider viel zu seltenen Besuche von Susanne bringen ab und zu eine Abwechslung. Frau Bach und Susanne verstehen sich bestens. Karin sieht gerne zu, wenn Susanne ihrer Oma die Haare bürstet. Es ist ein friedliches Bild. Frau Bach genießt es, so verwöhnt zu werden.

Eine Abwechslung für Karin bieten ihre monatlichen Saunabesuche. Nach wie vor gehen Peter und Karin gemeinsam dorthin. Für diese drei bis vier Stunden lassen sie Mutter alleine zu Hause und schließen alle Türen ab. Je nach Mutters Befinden verlässt einer der beiden vorzeitig die Sauna.

Ihre Bekannten verstehen nicht, dass die beiden alles an Mutter ausrichten. Sie sollen nicht nur an Mutter denken, sich nicht alles so zu Herzen nehmen, das Ganze auch mal von der heiteren Seite nehmen. Damals hätten sie die Kinder ja auch alleine gelassen. Als wenn das so einfach wäre.

„Ihr kennt Mutter ja nicht", sagt Karin. Die klugen Ratschläge der Bekannten gehen ihr immer mehr auf den Geist. „Wartet mal, bis ihr so eine Mutter habt, dann sprechen wir uns wieder."

Noch schlimmer empfindet Karin Mitleidsbekundungen. „Ach, Sie Arme. Wie geht es Ihrer Mutter? Ich muss so oft an Sie denken. Wie Sie das schaffen. Und immer ein freundliches Gesicht."

Karin wahrt in solchen Gesprächen die Contenance, aber denkt: „Ihr könnt mich mal ... Fertig werden muss ich ganz alleine damit. Keiner kommt zu Mutter und macht ihr die Sch... weg."

An manchen Tagen ist Karin es leid, jeden Satz wiederholen zu müssen, bis Mutter ihn verstanden hat.

„Mutter, sieh mal, ich habe Blumen mitgebracht."
„Was sagt du?"
„Hier, sieh mal die schönen Blumen."
„Welche Blumen?"
„Hier, riech mal. Schön?"

Mutter nimmt immer weniger wahr. Die fehlende Möglichkeit der Verständigung zermürbt Karin mehr als der gleichförmige Ablauf der Tage. Wenn sie wenigstens eine Person hätte, mit der sie sich austauschen könnte. Mit Mutter zu reden ist, wie in ein Loch zu rufen, aus dem nichts zurückschallt, ein Loch ohne Resonanzboden. Und manchmal glaubt Karin, selbst in dieses Loch zu fallen. Sie bemüht sich, Mutter an allem teilhaben zu lassen, ihr immer wieder eine Freude zu machen, aber Mutter nimmt alles gleichmütig hin. Von ihr kommt nichts mehr zurück. Mutter ist in ihrer eigenen Welt gefangen, und Karin findet nicht immer einen Zugang in diese fremde Welt. Daran verzweifelt sie.

Gelegentlich rettet sie sich in Sarkasmus und sagt gleich alles zweimal: „Mutter, in der Zeitung steht, dass die Tochter von Meiers heiratet. Mutter, in der Zeitung steht, dass die Tochter von Meiers heiratet."

Und dann kommt sie, die vorhersehbare und deshalb unausstehliche Frage: „Was hast du gesagt?"

„Nichts, Mutter, gar nichts! Ich geh jetzt Betten machen."

Es kann passieren, dass Frau Bach einzelne Worte aufgreift: „Heiraten, ja, heiraten. Ich habe geheiratet."

„Sicher, Mutter, du hast geheiratet, aber jetzt geh ich trotzdem Betten machen."

Karin hat das Bedürfnis, abends mit Peter über alles vernünftig zu reden. Aber ihre Berichte sind genauso wenig abwechslungsreich wie die Tage mit Mutter. Und Peter hört kaum noch zu.

Karin fragt:
Warum kann ich mich mit Mutter kaum noch verständigen?

In dem Wort „Verständigung" ist „Verstand" enthalten. Der aber baut immer mehr ab. Menschen mit Demenz sind deshalb immer weniger in der Lage, unsere Aussagen so zu verstehen, wie wir sie gemeint haben. Karin muss sich darauf einstellen, dass schon eine einfache Frage zu Missverständnissen führen kann.

„Kommst du mit ins Bad?", fragt Karin.

„Ja, ja, wenn man alt wird", antwortet Mutter.

Frau Bach weiß, dass sie auf eine Frage antworten muss, versteht aber nicht den Sinn der Frage. Sie gibt eine Antwort, die passen könnte, aber nicht genau passt. Oberflächlich könnte Karin die Antwort als Zustimmung deuten in dem Sinne: Ja, so ist das, wenn man alt wird, braucht man Hilfe.

Dann aber geht Frau Bach vielleicht zur Garderobe, zieht den Mantel über das Nachthemd und will das Haus verlassen.

„Wo willst du hin?"

Auch diese Frage wird von Frau Bach nicht verstanden. „Ich hab doch nichts", sagt sie und will damit vielleicht zum Ausdruck bringen, dass sie einkaufen will.

Anstatt Mutter am Verlassen der Wohnung zu hindern, könnte Karin mit ihr vor die Tür gehen und hoffen, dass Mutter bald vergessen hat, was sie wollte, und dann mit ihr in die Wohnung zurückgehen.

Wenn Einsicht und Vernunft die einzige Ebene sind, auf der Karin ihre Mutter anspricht und wahrnimmt, dann verstehen sich beide nicht mehr.

Karin geht immernoch zu den Treffen der pflegenden Angehörigen. Meistens dann, wenn sie das Gefühl hat, zu Hause zu ersticken. Nach den Treffen geht es ihr besser. Wenn sie hört, wie schlimm es andere Familien getroffen hat, will sie nicht länger über ihr Schicksal klagen. Eine Teilnehmerin berichtete von ihrem Schwiegervater. Er tyrannisiert die ganze Familie. Er beschimpft die Schwiegertochter als „alte Drecksau". Eine andere berichtet von ihrem Mann, der den Verstand verliere, aber immer noch sexuell aktiv sei. Sie möchte ihm geben, was er haben will, aber fühle sich nur noch benutzt. Die frühere Innigkeit könne sie nicht mehr empfinden, und daran gehe sie zugrunde. Er benutzt jetzt immer so schlimme Wörter, die sie früher nie von ihm gehört habe.

Zu Hause erzählt sie Peter von dem Treffen.
Peter hört zu, aber seine Gedanken sind woanders:
„Was ist mit unseren Urlaubsträumen? Jetzt sind die Kinder aus dem Haus, dafür ist Mutter hier."
Er legt die Reisekataloge auf den Tisch. Sofort ist die Sehnsucht nach Sonne und Meer wieder da.
„Komm, lass uns fahren", drängt er.
„Wer soll nach Mutter sehen?"
„Helmut. Man kann ihn ja mal fragen."
„Du weißt doch, dass das wegen Helga nicht geht."
„Susanne?"
„Sie steht mitten im Examen."
„Andreas?"
„Für Andreas kein Problem. Für Andreas ist nichts ein Problem."
Aber auf ihn will sich Karin nicht verlassen. „Wenn der was von Fußball oder Freundinnen hört, vergisst der alles andere."
Als Andreas von den Urlaubsplänen hört, bietet er tatsächlich an, mit seiner Freundin vorübergehend bei den Eltern einzuziehen und auf Oma aufzupassen. Er malt sich die Zeit mit Oma in rosigen Farben aus.
„Oma bei mir hinten auf dem Motorrad", sagt er, „das wäre doch irre."
„Du bist irre", fährt Peter dazwischen.
Andreas kontert: „Da wüsste ich hier noch eine andere, die irre ist. Was Mutter alles für Oma tut, das ist doch nicht mehr normal. Sitzt den ganzen Tag zu Hause und redet nur von Oma."
„Was willst du denn machen, wenn wir mal alt sind?", fragt Peter.
„Ins Heim", sagt Andreas, „die Heime sind heute gut. Ein Freund von mir macht da Zivildienst. Der sagt, dass die Alten richtig cool sind."
„Da haben wir ja schöne Aussichten", sagt Karin und nimmt Peters Hand.
„Na ja", meint Andreas, „wenn Oma im Heim wäre, wären wir wieder eine richtig gemütliche Familie. Wir könnten mal wieder was zusammen machen."

„Mutter kommt in kein Heim", legt sich Karin fest.

Aber irgendwie versteht sie Andreas. Ihren eigenen Kindern möchte sie nicht zumuten, was sie sich selbst mit Mutter aufgeladen hat. Kämen jetzt Enkelkinder, hätte sie gar keine Zeit, dies zu genießen.

„Wir fahren in Urlaub, und zwar weit weg", sind sich Karin und Peter einig.

Sie sehen sich ein Kurzzeitpflegehaus an. Das scheint ihnen nach allen Überlegungen die beste Lösung zu sein, um Mutter während des Urlaubs versorgt zu wissen. Das Haus wirkt ansprechend. Die Dame, die ihnen alles zeigt, ist freundlich. Hier ist Mutter bestimmt gut aufgehoben. Es ist ja nur für eine kurze Zeit.

> **Infothek 8: Verhinderungs- und Kurzzeitpflege**

Nach dem Rundgang durch das Haus ist Peter niedergeschlagen.

„Komm, ich brauche einen Schnaps. So viel Elend auf einmal. Wie halten die Schwestern das nur aus?", fragt er.

Peter möchte lieber sterben, als so zu enden wie die alten Leute, die er gerade gesehen hat. Im Café sind sich Peter und Karin einig, dass es das Schlimmste ist, im Alter den Verstand zu verlieren.

„Hast du die Frau gesehen? Saß in einem Stuhl mit einem Brett vor dem Bauch, damit sie nicht aufstehen kann. Und dieses Rufen und Jammern. Ich konnte das nicht mehr hören. Kann man die Menschen nicht von ihrem Elend befreien? In anderen Ländern soll es doch möglich sein, Menschen sterben zu lassen. Versprich mir, dass du etwas unternimmst, wenn ich so geworden bin", sagt Karin zu ihrem Mann.

> **Infothek 2.4: Patientenverfügung**

Einen Tag vor Reiseantritt bringen sie Mutter zur Kurzzeitpflege in das Heim. Dann haben beide nur noch den Wunsch, alles weit hinter sich zu lassen. Sie haben sich fest vorgenommen, nicht über Mutter zu reden und den Urlaub zu genießen. Allerdings müssen sie sich fast täglich an diese Absprache erinnern.

Plötzlich, während eines Bummels auf der Strandpromenade, setzt sich bei Karin der Gedanke fest, Mutter könnte im Sterben liegen und sie sei nicht bei ihr. Vielleicht ist sie schon tot. Karin wehrt sich gegen den Gedanken, kann ihn aber nicht loswerden.

„Peter, ich muss mal bei Mutter anrufen."

Peter erinnert sie an die Absprache.

„Es ist schließlich meine Mutter", erwidert sie unwillig. Karin greift zum Handy; sie muss Gewissheit haben.

„Frau Bach in der ersten Etage?", fragt die Mitarbeiterin. „Ich verbinde." Und kurze Zeit später: „Tut mir leid, auf der Etage nimmt niemand ab."

„Da muss doch einer sein", bleibt Karin hartnäckig.

„Ich versuche, die Bereichsleiterin anzufunken. Bleiben Sie bitte dran."

Die Leitung bricht zusammen. Karin spürt, dass mit Mutter etwas passiert sein muss.

„Peter, lass uns nach Hause fahren."

„Beruhige dich, und ruf noch mal an."

Nach dem zweiten Anruf wird Karin wieder ruhiger.

„Frau Bach? Ja, Ihrer Mutter geht es gut. Sie fühlt sich wohl. Hat bereits einen Freund. Sie brauchen sich keine Sorgen zu machen."

Erholt kommen Karin und Peter nach zwei Wochen zurück. Den ersten Abend zu Hause wollen sie noch für sich haben. Mutter werden sie morgen abholen.

Am nächsten Morgen treffen sie Frau Bach in einer Ecke des Flures mit einem älteren Herrn. Händchen haltend!

„Hallo, Mutter, da sind wir wieder."

Frau Bach schaut kurz auf und lächelt den älteren Herrn wieder an. Sonst nichts.

Karin ist enttäuscht. Freut sie sich denn gar nicht, dass sie ihre Tochter wiedersieht?

„Guten Tag", nickt Karin dem alten Mann verlegen zu. „Dann wollen wir mal nach Hause, Mutter, die Schwestern haben schon deine Sachen gepackt."

Irgendwie hat sich Mutter in den 14 Tagen verändert. In ihrem Zimmer findet sich Mutter nicht mehr zurecht. Sie steht auf der Terrasse und starrt ins Leere. Wenn Karin sie anspricht, hat sie das Gefühl, als ob Mutter durch sie hindurchsieht.

Am nächsten Tag läuft Frau Bach rastlos durch das Haus und nennt immer wieder den Namen „Jakob".

„Mutter, du bist jetzt wieder bei mir, zu Hause."

„Jakob …"

„Was ist mit Jakob?"

Ist Jakob der Mann aus der Kurzzeitpflege?

Zu gerne würde Karin erfahren, was Mutter mit diesem wildfremden Mann zu tun hat. Da wird doch nichts gewesen sein? Männerbekanntschaften? Und das in Mutters Zustand? Peinlich! Unvorstellbar! Die Pflegerinnen haben so komisch gegrinst. Man muss sich ja schämen. Ob Mutter eigentlich früher immer treu gewesen ist? Anzunehmen. Aber seltsam, wie die zwei Wochen einen Menschen verändern können. Mutter zieht einen fremden Mann der eigenen Tochter vor. Nach einigen Tagen kann Karin den Namen „Jakob" nicht mehr hören.

Karin fragt:
Das kann doch nicht sein. In Mutters Zustand noch Interesse an Männern?

Menschen sind nicht nur rationale Wesen, sie haben Sinne, Gefühle und Antriebe. Die gängige Vorstellung geht von einem nachlassenden Interesse an Intimität und Partnerschaft mit zunehmendem Alter aus. Kinder sind deshalb überrascht, wenn ihre alten Eltern sich zum anderen Geschlecht hingezogen fühlen. Das ist bei Karin nicht anders. Sie versteht nicht, dass ein fremder Mann Bedeutung in Mutters Leben gewinnt, und befürchtet sogar, dass die Beziehung nicht nur platonisch sein könnte.

Es ist gut möglich, dass Frau Bach die Nähe zu einem Mann sucht, um die innige Verbundenheit, die sie zuletzt mit ihrem Ehemann geteilt hat, wieder zu erleben. Vielleicht hat sie aber auch Wünsche nach körperlicher Nähe, Zärtlichkeit, Sinnlichkeit, nach körperlicher Lust. Diese Bedürfnisse müssen nicht deshalb verloren gehen, weil ein Mensch dement wird. Jeder bleibt sich in seiner Sehnsucht nach Liebe und Zuneigung treu. Diese Sehnsucht zeigt sich bei Menschen mit Demenz allerdings unverstellt, weil sie ihr Begehren nicht mehr mit dem Verstand kontrollieren können.

Für den Außenstehenden sind die Liebesbezeugungen zwischen alten, pflegebedürftigen Menschen, ihr Streicheln, Händchenhalten und Küssen, oft anrührend. Für viele, bestimmt für die meisten Kinder, wird aber eine Grenze überschritten, wenn Menschen mit Demenz sich selbst oder gegenseitig befriedigen. Experten plädieren dennoch dafür, körperlicher Lust als Ausdruck menschlichen Lebens Raum zu lassen.

Karin macht sich Vorwürfe. Sie hätte doch besser auf den Urlaub verzichten sollen. Die Mitarbeiterin vom ambulanten Pflegedienst spricht ihr Mut zu. Das sei manchmal nach einem Ortswechsel so, aber der Zustand von Frau Bach würde sich bestimmt wieder normalisieren.

Alles gerät durcheinander

Die Mitarbeiterin des Pflegedienstes lag mit ihrer Einschätzung falsch. Frau Bachs Zustand nach dem Aufenthalt in der Kurzzeitpflege normalisiert sich nicht. Im Gegenteil, es wird immer schlimmer.

Karin entdeckt sie vor dem Waschbecken mit heruntergezogener Unterhose. Offensichtlich weiß Frau Bach nicht, was sie dort will.

„Willst du dich waschen, Mutter? Musst du zur Toilette?", fragt Karin.

Frau Bach atmet schnell.

„Mutter, was ist los?"

„Ich … ich wollte es gerade sagen."

„Was, Mutter?"

„… ich weiß nicht."

„Was weißt du nicht?"

Frau Bach sieht mutlos an sich herab.

Karin zieht ihr den Schlüpfer hoch. „Komm, Mutter."

Karin weiß nicht mehr, wie sie Mutter helfen kann. Das Leid sehen und nichts machen können, das ist es, wovor Karin manchmal davonlaufen könnte.

Karin fragt:
Es fällt mir so schwer, Mutter leiden zu sehen. Was kann ich tun, damit sie wieder fröhlicher wird und nicht so mutlos ist?

Traurigkeit und Niedergeschlagenheit sind menschliche Gefühlsäußerungen, die wir alle mehr oder weniger empfinden und an denen wir mehr oder weniger leiden. Dies ist bei Demenzkranken nicht anders, und man kann ihnen solche Gefühle nicht ersparen. Die Einsicht, dass sie für die Gefühle ihrer Mutter nicht verantwortlich ist, könnte Karin helfen, nicht mit zu leiden.

Frau Bach würde es guttun, wenn Karin in der Lage wäre, bei ihr zu bleiben. Wenn Frau Bach klagt, könnte Karin sie in den Arm nehmen und sie trösten: „Du hast es schon schwer, Mutter." Oder: „Was du alles mitmachen musst."

Weil das hilflose Zusehenmüssen Karin jedoch schwerfällt, möchte sie am liebsten Mutters Stimmung aufhellen. Mutter soll mal wieder lachen, fröhlich sein und nicht so mutlos.

Wenn Karin die Niedergeschlagenheit ihrer Mutter nicht erträgt, sollte sie besser Distanz wahren, statt Mutter um jeden Preis aufheitern zu wollen.

Neben Nähe und Zuspruch kann Karin das Umfeld durch helle, freundliche Farben, Blumen, Düfte und Musik gestalten und sehen, ob und wie Frau Bach darauf reagiert. Ein anregend gestaltetes Umfeld ist nicht nur dann hilfreich, wenn sich dadurch Frau Bachs Stimmung erhellt. Es ist auch wichtig, dass Blumen und Musik Karin helfen, Mutters Schwermut besser auszuhalten.

Frau Bach sucht jetzt ständig die Nähe ihrer Tochter. Sieht sie Karin nicht, ruft sie: „Karin, Karin, Karin, Karin, Karin, …"

Am schlimmsten ist es für Karin, wenn sie auf der Toilette ist und Mutter vor der Tür steht: „Karin, Karin, Karin, Karin, Karin …"

Karin ist nervös und gereizt, sie kann sich kaum noch konzentrieren. Sie hat wieder angefangen zu rauchen.

Der Hausarzt verschreibt für Frau Bach ein Medikament, das sie ruhiger machen soll. Aber es bringt nicht den gewünschten Erfolg. Zunächst wird Mutter vollkommen apathisch, dann reduziert Karin auf Anraten des Arztes die Dosis. Jetzt ist wieder alles wie zuvor, nur mit dem Unterschied, dass Frau Bach ihre Hände nicht mehr ruhig halten kann.

Es ist Samstagnachmittag. Karin ist zu einer Freundin gefahren und Peter arbeitet im Garten. Er wähnt Mutter in ihrem Zimmer. Es klingelt. Sollte Karin schon so früh von ihrem Besuch zurück sein? Ein Nachbar steht mit Frau Bach vor der Tür. Mutter im Unterrock, ohne Gebiss. Ein schrecklicher Anblick.

Der Nachbar schmunzelt: „Ich habe Ihre Schwiegermutter vor dem Haus gesehen und gedacht, es sei besser, sie zurückzubringen."

Peter stammelt einige Worte der Entschuldigung. Er fühlt sich an früher erinnert, wenn Andreas etwas ausgefressen hatte und der Nachbar sich beschwerte.

„Machen Sie sich keine Gedanken", sagt der Nachbar, „ich weiß ja, was mit Ihrer Schwiegermutter los ist. Das ist nicht einfach, was Sie da auf sich genommen haben. Aber ich bewundere Sie. Besonders Ihre Frau. Wenn man sieht, wie heutzutage die Alten in die Heime gesteckt werden. Meine Hochachtung." Dann fügt er hinzu: „Und wenn mal was ist. Wir Nachbarn sind ja auch noch da."

Peter findet keine Worte, er ist hilflos und fühlt sich ganz klein. Er schämt sich. Jetzt haben die Nachbarn wieder was zu reden. Sollen sie doch!

„Mutter, komm rein."

„Also, wie gesagt, machen Sie sich keine Gedanken."

Peter bringt Mutter zu ihrem Sessel. Wie hat sie nur das Haus verlassen können? Das passiert nicht noch einmal. In Zukunft wird er Mutter einschließen.

„Mutter, was stellst du nur an? Kann man dich nicht mehr alleine lassen?"

Er überlegt, ob er dem Nachbarn als Dank für die Hilfsbereitschaft eine Flasche Wein bringen soll. Aber was soll er ihm sagen? Karin wird das erledigen.

Frau Bach unterbricht seine Überlegungen: „Karin, Karin, Karin ..."

„Karin, Karin", äfft Peter sie nach, „warte schön auf Karin, und sei friedlich. Ich gehe jetzt wieder in den Garten."

„Garten", wiederholt Frau Bach, „Garten gehen."

Was soll Peter jetzt davon halten? „Willst du mit in den Garten?", fragt er Frau Bach.

„Warten", murmelt sie.

„Komm, geh mit mir. Ich zieh dir den Bademantel über."

Frau Bachs Herumirren im Garten macht Peter nervös. Er befürchtet, sie könnte fallen, bringt sie in ihr Zimmer und schließt die Tür ab. Er wird sich um Schwiegermutter kümmern, wenn er die Gartenarbeit erledigt hat.

Infothek 4.5: Freiheit und Zwang

Peter fragt:
Mutter redet immer mehr durcheinander. Wollte sie nun in den Garten oder nicht?

In Peters Satz „Ich gehe jetzt wieder in den Garten" hört Frau Bach verschiedene einzelne Wörter, die sie nicht mehr in einen Zusammenhang bringen kann, z.B. „Garten". Sie greift dieses einzelne Wort auf und sagt: „Garten gehen." Damit ist nicht gesagt, dass sie tatsächlich in den Garten gehen will. Vielleicht will sie ausdrücken, dass sie früher gerne in den Garten gegangen ist oder dass sie mit dem Wort „Garten" etwas Angenehmes verbindet.

Bei Peters Nachfrage: „Willst du mit in den Garten?", greift Frau Bach wieder nach dem Wort „Garten", jetzt aber verwandelt sie es in das Wort „Warten", ohne dass sich darin die Absicht, warten zu wollen, ausdrücken muss. Aber Peter nimmt Frau Bachs Äußerungen wörtlich und wundert sich.

Peter kann seine Schwiegermutter nicht mehr nach ihren Wünschen fragen. Er muss interpretieren, welche Wünsche die Äußerungen von Frau Bach ausdrücken könnten, letztlich aber selbst entscheiden, ob er sie mit in den Garten nehmen oder in der Wohnung lassen will.

Ähnlich verhält es sich bei Karin, als Frau Bach sagt: „Ich weiß es nicht." Es ist überflüssig, zu fragen: „Was weißt du nicht?"

Karin muss interpretieren, was Mutter sagen will. Vielleicht: Ich weiß überhaupt nichts mehr. Hilf mir, bleib bei mir! Aber stelle bitte keine Fragen, die ich nicht beantworten kann.

Peter empfiehlt seiner Frau, Mutter öfter in deren Zimmer einzuschließen. Dann habe sie etwas Ruhe von ihr.

Karin lehnt den Vorschlag rigoros ab: „Ich sperre Mutter doch nicht ein!"

Aber eines Tages macht sie es dann doch. Beim Putzen läuft ihr Mutter ständig vor die Füße, und sie kommt mit der Hausarbeit nicht weiter. Als Karin den Schlüssel herumdreht, hat sie einen Kloß im Hals.

„Wenn ich fertig bin, komm ich dich sofort holen", beruhigt sie sich und Mutter.

Karin schließt jetzt Frau Bach öfter ein. Das geht so lange gut, bis eine Nachbarin anruft: „Ihre Mutter steht am Fenster und ruft nach Ihnen."

Karin ist erschrocken. „Meine Mutter?"

„Ich wollte es Ihnen nur sagen. Es ist nämlich nicht das erste Mal."

Karin bedankt sich und läuft zu Mutter. Einsperren ist also auch keine Lösung mehr. Was mögen die Nachbarn schon alles mitbekommen haben?

Eines Nachts werden Karin und Peter durch Geräusche in Frau Bachs Zimmer geweckt. Mutter läuft hin und her – als sei sie auf der Suche. Aber wonach? Sie wissen es nicht. Um Peters Schlaf nicht zu stören, bleibt Karin bei Mutter. Die Nähe beruhigt sie. Mutters nächtliche Aktivität wiederholt sich von nun an fast jede Nacht. Dafür schläft sie tagsüber immer öfter. Peter will die nächtlichen Störungen nicht länger ertragen. Er brauche seinen Schlaf.

„Ich etwa nicht?", beklagt sich Karin.

Die Stimmung zwischen ihr und Peter wird immer gereizter. Der Höhepunkt ist erreicht, als Peter nach vielen schlaflosen Nächten fordert: „Entweder Mutter oder ich."

Es folgt eine Woche des Schweigens zwischen den Ehepartnern.

Karin findet heraus, dass Mutter einschläft, wenn sie sich zu ihr ins Bett legt. Sobald Mutter schläft, geht sie zurück in ihr Bett. Aber es dauert nicht lange, und das Wandern beginnt von neuem. Karin hat schon überlegt, ob Peter mit Mutter das Zimmer tauschen soll. Sie wagt nicht, diese Idee auszusprechen. Andererseits sind die schlaflosen Nächte auch nicht länger zu ertragen.

Ein vom Hausarzt konsultierter Nervenarzt empfiehlt ein weiteres Medikament, das wenigstens nachts für etwas Ruhe sorgt.

Tagsüber bleibt die Anspannung für Karin. Frau Bach schafft nichts mehr alleine, sie weiß nicht, wie sie sich waschen soll, findet nicht den Weg zur Toilette und braucht Hilfe beim Essen und Trinken. Sie reibt jetzt ständig mit einem Finger über die Tischkante. Ihre Sätze bestehen nur noch aus einer Ansammlung durcheinandergehender Worte. Läuft der Fernseher, „spricht" sie mit den darin erscheinenden Personen. An manchen Tagen stellt sie das Geschirr vollkommen ungeordnet auf den Tisch und behauptet – sofern Karin ihr Gestammel richtig deutet –, Vater käme jetzt nach Hause. Er habe gesagt, sie solle kochen. Vater müsse viel arbeiten.

„Mutter", will Karin das unsinnige Treiben beenden, „Vater ist doch tot."

Frau Bach erstarrt. „Mein Vater, mein lieber Vater." Sie schluchzt.

Karin ist hilflos und aufgeregt. Wie kann sie Mutter beruhigen, sie zur Vernunft bringen?

„Wen meinst du, Mutter? Dein Mann liegt auf dem Friedhof. Und dein Vater ist doch schon lange tot."

Frau Bach schreit: „Hau ab!"

Peter kommt hinzu.

Frau Bach schreit ihn an: „Hau ab!"

Die kleine hilflose Person sitzt zitternd vor Erregung in ihrem Sessel. Karin will sie in den Arm nehmen, aber Frau Bach schlägt nach ihr. „Hau ab! Tu den Mann weg!"

Peter ruft den Bereitschaftsarzt an.

Als Karin und Peter das Zimmer verlassen, beruhigt sich Frau Bach. Vom Flur aus beobachten sie Mutter, die auf Tisch, Fensterbank und Ablagen Gegenstände gerade rückt und dabei eine Melodie summt.

Endlich erscheint der Arzt. Peter erklärt ihm die Situation, aber der Arzt sieht jetzt eine ruhige alte Dame vor sich. Im Moment könne er nichts weiter tun. Sie sollen ihn anrufen, wenn Frau Bach wieder unruhig werden sollte, und vor allem sollten sie sobald wie möglich den Nervenarzt aufsuchen.

Der Nervenarzt bietet an, Mutter zur medikamentösen Einstellung in eine Nervenklinik einzuweisen.

> **Karin fragt:**
> **Ich soll Mutter in die Psychiatrie bringen? Ins Irrenhaus – das würde sie mir nie verzeihen.**

Karin selbst hat vielleicht schon eine aufgeklärte Einstellung zu Nervenkliniken, bei ihrer Mutter vermutet sie aber immer noch die alte Vorstellung vom „Irrenhaus".

Infothek 5.4: Nervenkliniken

Wie soll Karin entscheiden – nach ihrer eigenen Einsicht in die Notwendigkeit einer nervenärztlichen Behandlung oder nach Mutters überkommenen Vorstellungen?
   Offensichtlich lässt sie sich von dem Klischee ihrer Mutter über eine Nervenklinik leiten, indem sie sagt: „Das würde sie mir nie verzeihen." Sie scheint immer noch der Autorität der längst hilfsbedürftig gewordenen Mutter zu unterliegen und unterlässt es deshalb, Entscheidungen zu treffen, von deren Notwendigkeit sie überzeugt ist, die aber gegen Mutters Willen gerichtet sein könnten. Karin hat jedoch die Verantwortung für ihre Mutter übernommen. Diese neue Aufgabe kann sie nicht in ihrer alten Rolle als fügsame Tochter erfüllen. Sie muss jetzt eigenständige, fürsorgliche und verantwortliche Entscheidungen treffen und sollte sich dabei nicht von Schuldgefühlen oder früheren Gehorsamkeitserwartungen der Mutter leiten lassen.

Karin informiert Helmut über das Ergebnis der Untersuchung. Er verspricht, Mutter am nächsten Wochenende zu besuchen.
   Frau Bach erkennt ihren Sohn nicht mehr. „Wer sind Sie?"
   „Ich bin es doch, Helmut, dein Sohn."
   Frau Bach lächelt.
   „Mutter, erkennst du mich nicht?"
   „Da kommen immer, ja, ja, … Leute, viele Leute …"
   „Was für Leute, Mutter?"
   „Da hab ich aber, hab ich aber, ich aber …"
   „Was hast du, Mutter?"
   „Die können … nein, nein, nein."
   Karin unterbricht den scheinbar sinnlosen Dialog: „Du kannst dich mit Mutter nicht mehr unterhalten."

Vergesslich, störrisch, undankbar?

Demenz ist eines der drängendsten Probleme in Geriatrie, Gerontopsychiatrie und Pflege. Bis heute gibt es weder einen Impfstoff noch heilende Medikamente – doch kann man mit psychosozialen Maßnahmen die Lebensqualität für Kranke, Angehörige und Pflegende verbessern.

Reinhardts Gerontologische Reihe gibt Angehörigen und Pflegenden neuen Mut: Die praxisorientierten Fachbücher und Ratgeber zeigen, wie man die Würde der Betroffenen bewahrt und mit schwierigen Verhaltensweisen umgehen kann.

Validation, Aktivierungsspiele, richtige Ernährung, betreutes Wohnen – das sind nur einige Beispiele für das weitgefächerte gerontologische Buchprogramm bei Reinhardt. Weitere Informationen, Leseproben und Inhaltsverzeichnisse finden Sie unter **www.reinhardt-verlag.de**.

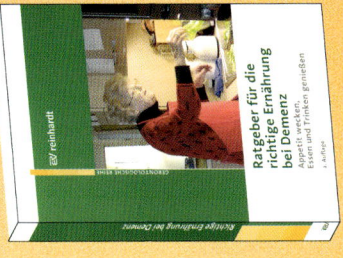
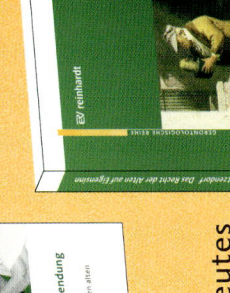
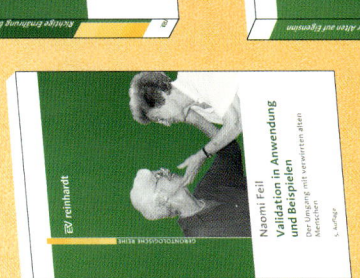

* Naomi Feil in schauspielerischer Aktion auf einem Workshop

Hiermit bestelle ich aus dem Ernst Reinhardt Verlag

.... Ex. Schützendorf, **Das Recht der Alten auf Eigensinn.** (01662-4)
€ [D] 19,90 / € [A] 20,50 / SFr 34,70

.... Ex. Naomi Feil / Vicki de Klerk-Rubin, **Validation.** (01794-2)
€ [D] 17,90 / € [A] 18,40 / SFr 31,40

.... Ex. Naomi Feil, **Validation in Anwendung und Beispielen.** (01914-4)
€ [D] 21,90 / € [A] 22,60 / SFr 38,00

.... Ex. **Ratgeber für die richtige Ernährung bei Demenz.** (01918-2)
€ [D] 16,90 / € [A] 17,40 / SFr 29,70

.... Ex. **Musizieren mit dementen Menschen** (01877-2)
€ [D] 16,90 / € [A] 17,40 / SFr 29,70

.... Ex. Bell / Troxel, **Richtig helfen bei Demenz.** (01922-9)
€ [D] 16,90 / € [A] 17,40 / SFr 29,70

.... Ex. **Neuerscheinung 2008:** Paillon, **Mit Sprache erinnern.** (02036-2)
ca. € [D] 19,90 / € [A] 20,50 / SFr 34,70

zzgl. Versandkosten • Preisänderungen vorbehalten

....
Name, Vorname

....
Straße

....
PLZ, Ort

2030-0

Tel. 089/17 80 16-0 • Fax -30 • info@reinhardt-verlag.de • www.reinhardt-verlag.de

Werbeantwort
Ernst Reinhardt Verlag
Postfach 20 07 65
80007 München

Bitte frei-
machen,
falls Marke
zur Hand

Sie erzählt Helmut, dass Mutter vor dem Spiegel stünde und mit sich selbst spräche. Neulich habe sie verstanden, dass Mutter ein Kind draußen im Garten gesehen habe, das Karin ins Haus holen sollte. Natürlich sei da nichts gewesen. Mutter rufe jetzt auch nach ihrer eigenen Mutter. „Mama, Mama, Mama …", ahmt Karin Mutter nach.

Helmut kämpft mit den Tränen. „Ist das denn noch ein Leben?"

„Hoffentlich werden wir mal nicht so."

Helmut fragt:
Wieso erkennt meine Mutter mich, ihren eigenen Sohn, nicht mehr?

Wenn die Mutter ihr eigenes Kind nicht mehr erkennt, ist dies für viele Angehörige eine einschneidende Erfahrung. Doch das abbauende Gedächtnis und die nachlassende Fähigkeit, Wahrgenommenes richtig zuzuordnen, können bei Menschen mit Demenz dazu führen, dass sie nahe Angehörige, sogar die eigenen Kinder, nicht mehr erkennen oder sie verwechseln. Man sollte diese Fehldeutungen im Raum stehen lassen, sie weder korrigieren („Ich bin es doch, Helmut, dein Sohn") noch die andere Rolle, z.B. die des Ehemannes, übernehmen und in ihr mitspielen.

Wenn Frau Bach in Helmut ihren Ehemann sieht, könnte er z.B. sagen: „Du hast deinen Mann sehr geliebt".

Wenn Mutter dann antwortet: „Nicht immer", wäre für einen Moment lang ein schöner Dialog entstanden.

Da Frau Bach Helmut nicht so oft sieht, erinnert sie sich an ihn nicht mehr. Karin dagegen könnte länger in ihrem Gedächtnis gegenwärtig bleiben. Selbst wenn Menschen mit Demenz nahestehende Personen nicht mehr erkennen, können die Angehörigen ihnen durch den Klang der Stimme, den Geruch oder durch die Art ihrer Berührung oft noch ein Gefühl von Vertrautheit vermitteln.

Auch wenn Frau Bach eines Tages nicht mehr weiß, dass Karin ihre Tochter ist, bleibt „Karin" noch lange das Synonym für Sicherheit und Geborgenheit.

Frau Bachs Bewegungsdrang lässt nach. Sie bleibt jetzt länger im Bett liegen oder sitzt in ihrem Sessel. Sie reibt über die Tischkante und ruft manchmal nach „Mama". Karins Gespür für kleinste Regungen bei Mutter hilft ihr zu erahnen, in welcher Stimmung sie ist und ob sie zum Trinken oder zur Verdauung bereit ist.

Leider lassen sich die Einsatzzeiten des Pflegedienstes nicht nach Mutters Stimmungen ausrichten. Deshalb kommt es immer öfter vor, dass die Pflegerin unverrichteter Dinge das Haus verlässt. Karin erledigt dann alleine die Pflege, gegen die sich Frau Bach nicht mehr wehrt. Sie lässt alles über sich ergehen.

Frau Bach erkennt niemanden mehr außer Karin. Die Pfleger des ambulanten Dienstes beachtet sie kaum noch. Nur manchmal lächelt sie oder sagt ein paar zusammenhanglose Worte.

Bei der Medikamenteneinnahme muss Karin darauf achten, dass Mutter die Tabletten und Tropfen hinunterschluckt. Oft spielt Frau Bach mit den Medikamenten im Mund. Passt Karin nicht auf, nimmt sie die Tabletten wieder aus dem Mund und zerreibt sie zwischen den Fingern.

Karin zögert, den Pflegedienst abzubestellen, denn die Pflegerinnen sind die Einzigen, mit denen sie sich über Mutter austauschen kann. Aber soll sie dafür bezahlen? Schließlich verzichtet sie auf den Pflegedienst und entscheidet sich für das Pflegegeld. Der Pflegedienst bleibt ihr aber erhalten, denn sie muss nun alle sechs Monate, das fordert die Pflegekasse, eine Pflegeberatung in Anspruch nehmen.

Infothek 10.7: Leistungen der Pflegekasse bei häuslicher Pflege

Das Schamgefühl scheint Frau Bach vollständig verloren zu haben. Manchmal zieht sie ihren Rock hoch oder sitzt mit nacktem Oberkörper im Sessel. Ihr scheint dies nichts auszumachen, aber Peter ist der Anblick peinlich. Karin legt ihr eine Jacke um, aber Frau Bach streift sie wieder ab.

„Hoffentlich werden andere mich niemals so sehen", wünscht sich Karin.

Die Vorstellung, eines Tages wie Mutter schutzlos den Blicken anderer ausgeliefert zu sein, ist für Karin unerträglich.

> **Karin fragt:**
> **Soll ich Mutter denn nackt herumlaufen lassen? Ich würde mich schämen.**

Dementiell veränderte Menschen tun Dinge, die mit den Regeln einer zivilisierten Gesellschaft kaum in Einklang zu bringen sind. Man erkennt nicht immer die dahinter stehenden Bedürfnisse und glaubt, die Menschen selbst und die anderen vor deren Verhalten schützen zu müssen.

Frau Bach scheint es nicht zu stören, wenn sie entblößt den Blicken anderer ausgesetzt ist. Möglicherweise stört sie die Kleidung, engt sie ein, ist ihr unangenehm. Oder ihr Körper ist durch die Einnahme von Medikamenten in einer Weise überhitzt, dass sie sich Linderung verschaffen will. Man würde ihr dann keinen Gefallen tun, sie mit Kleidung schützen zu wollen. Aber für Karin ist der Anblick unerträglich, sie schämt sich als Frau, sie will nicht, dass Mutter so gesehen wird, und hat Angst, sie könnte sich später auch so verhalten.

Tatsächlich ist Nacktheit dort schwer zu ertragen, wo sie in unserer Zivilisation nicht hingehört. Im Wohnzimmer oder in der Küche stört und verstört sie.

Karin würde es sich leichter machen, wenn sie sich nicht mehr fragen würde, wie viel unangepasstes Verhalten sie zulassen darf, sondern wenn sie Bedingungen schaffen würde, unter denen sie Mutters neues Bedürfnis nach Nacktheit tolerieren könnte. Vielleicht sollte Karin einen Schutzraum schaffen, wo Mutter sich nackt bewegen und in dem ihre Nacktheit zugelassen werden kann. Gedämpftes Licht, Vorhänge oder eine spanische Wand könnten schon etwas bewirken.

Karin kann nicht mehr

In zwei Monaten hat Peter Geburtstag, er wird 60 Jahre. Er hat sich vorgenommen, ein großes Fest zu feiern. Die ersten Vorbereitungen sind getroffen, überall hat Peter angekündigt, dass er „ein Fass aufmachen" will. Das Haus wird voller Gäste sein – und Mutter dazwischen. Ob das gut gehen wird? Peter hat Bedenken und würde Mutter lieber für ein paar Tage in die Kurzzeitpflege bringen. Karin ist dagegen.

„Mutter gehört wie jeder andere zur Familie. Wer Mutter nicht sehen will, soll eben wegbleiben."

„Es geht doch um dich", besänftigt Peter, „du sollst das Fest doch auch genießen und nicht nur Arbeit haben."

„Dein alter Herr kommt ja auch, und der ist ebenfalls nicht ganz einfach."

„Bitte, Karin, mein Vater ist ein bisschen bescheuert in seinen Ansichten, aber er ist nicht verrückt."

„Und wo ist der Unterschied?", ereifert sich Karin. „Mutter bleibt hier. Ich werde dafür sorgen, dass sie nicht stört."

Die Vorbereitungen zu Peters großem Fest laufen auf Hochtouren. Plötzlich, während eines Telefongesprächs, hat Karin ein Rauschen im Ohr. Das Rauschen geht nicht mehr weg. Es wird stärker und ihr wird schwindelig. Was ist los?! Alles dreht sich. Sie hört kaum noch etwas, alles wie durch Watte. Das fehlt noch. Sie schafft es gerade noch, sich zu entschuldigen, und legt den Hörer auf.

Das Durcheinander in ihrem Kopf macht sie wahnsinnig. Peter meint, damit sei nicht zu spaßen, er habe gehört, dass dies gefährlich sein könne.

„Am besten, wir fahren sofort zu Dr. Müller."

„Und Mutter?"

„Die schließ ich solange in ihr Zimmer ein."

Dr. Müller stellt bei Karin einen Hörsturz fest und verordnet absolute Ruhe.

„Ruhe? Wie soll das gehen?"

„Es muss gehen", sagt der Arzt.

Karin beginnt zu weinen und kann nicht mehr aufhören. Auch Peter kann sie nicht beruhigen. Der Arzt nimmt ihn zur Seite und schlägt vor, Karin ins Krankenhaus zu bringen. Er gehe von einer Überlastungsreaktion aus, nach all den Belastungen in letzter Zeit. Peter sieht das genauso und überzeugt Karin, wenigstens für ein paar Tage ins Krankenhaus zu gehen. Seine Geburtstagsfeier ist ihm zwar wichtig, aber Karins Gesundheit geht vor. Nur gut, dass er Urlaub hat.

Peter sitzt an Karins Krankenbett. Sie ist eingeschlafen. Seine Frau im Krankenhaus, zu Hause eine demente Schwiegermutter und den 60. Geburtstag vor der Tür. Peter fühlt sich miserabel. Schlimmer konnte es nicht kommen.

„Nur nicht hängen lassen", sagt er sich, „Probleme sind dazu da, gelöst zu werden."

Noch am Krankenbett legt er sich einen Plan zurecht. Er muss nach Hause, um zu telefonieren. Susanne und Andreas anrufen, Helmut auch, der muss sich jetzt mit kümmern. Den Gästen absagen, das können die Kinder. Essen und Getränke müssen abbestellt werden. Was das kostet! Der Pflegedienst muss wieder kommen.

Die nächsten Tage sind voller Hektik und Aufregung. Die Unruhe überträgt sich auf Frau Bach. Manchmal ruft sie bis zur Erschöpfung nach Karin. Sie verweigert das Essen und die Einnahme der Medikamente, wehrt sich, wenn man sie waschen will. Alle sind nervös und wünschen sich Karin bald wieder nach Hause.

Auf Anraten des Krankenhausarztes soll Karin sofort nach der Entlassung zur Rehabilitation. Auch das noch. Nun gut. Peter kann, nachdem er seinem Chef die Situation erklärt hat, seinen Urlaub verlängern. Drei Wochen wird er es wohl mit Mutter schaffen, wenn der Pflegedienst ihm hilft. Karin soll sich keine Sorgen machen und sich in der Reha erholen.

Eines Morgens beim Waschen entdeckt die Pflegerin blaue Flecken an Frau Bachs Oberarmen. Sie wundert sich. Peter sagt, Mutter sei gefallen.

„Das sieht aber eher so aus, als hätte da jemand kräftig zugepackt."

Peter rechtfertigt sich. Was hätte er tun sollen? Mutter hätte fürchterlich gestunken, aber sie wollte sich die Einlage nicht wegnehmen lassen.

„Na ja", meint die Pflegerin, „warten Sie lieber das nächste Mal, bis ich komme." Sie schreibt ihre Beobachtung in die Dokumentationsmappe.

„Muss das sein?", fragt Peter.

Später erzählt er Susanne, er hätte bei Oma einfach die Nerven verloren und sei ausgerastet.

„So, wie jetzt, kann ich nicht weiterleben."

Beide beschließen, Karin nichts zu erzählen.

> **Susanne fragt:**
> Ich kann meinen Vater nicht verstehen. Der ist doch sonst so verständnisvoll. Wie kann man gegenüber einem alten Menschen nur so brutal sein?

Überforderung führt schnell zu Gewalt. Deshalb ist es wichtig, dass Pflegende immer wieder Abstand nehmen können und ihre Erregung abreagieren oder etwas tun, das sie zur Ruhe bringt.

Wer sich ständig zurücknimmt und sich zu beherrschen versucht, wer sich seine Wut gegenüber Pflegebedürftigen nicht eingestehen will, dem kann es passieren, dass sich aufgestaute Aggressivität in einer Stresssituation eruptiv entlädt.

Eine die eigenen Gefühle missachtende oder überspielende Haltung zu Menschen mit Demenz kann krank machen. Am Ende fühlt man sich als Opfer, und der Demente ist der Täter, der einen zu Dingen treibt, die man nicht will.

Die aggressiven Gefühle und Gewaltfantasien der Pflegenden gegenüber einem Pflegebedürftigen verschwinden nicht, indem man sie verschweigt oder unter den Teppich kehrt. Solche Gefühle sind normal und verständlich. Sie verlieren an Bedrohlichkeit, wenn man Menschen, z. B. andere Pflegende, findet, die diese Gefühle aus eigener Erfahrung kennen und denen man sich anvertrauen kann.

Pflegende und Pflegebedürftige finden in Krisensituationen verständnisvolle Gesprächspartner bei dem Verein
„Handeln statt Misshandeln"
Goetheallee 51
53225 Bonn
Tel. 0228/636331
www.hsm-bonn.de

Das Beste wäre, befindet Susanne, wenn Oma ins Pflegeheim käme. Vaters Urlaub sei ohnehin bald vorbei, und Mutter könne man die Belastung nicht mehr zumuten. Susanne erklärt sich bereit, ihre Mutter von dieser Lösung zu überzeugen. Sie ist überrascht, als Karin am Telefon ganz ruhig bleibt.

„Das ist wohl das Beste", sagt Karin. „Ich habe hier in der Rehaklinik viele Gespräche und Zeit zum Nachdenken gehabt. In der Sorge um Oma ist alles andere zu kurz gekommen. Andreas habe ich kaum noch gesehen. Mit Vati nur noch über Oma geredet. Und wir zwei, Susanne? Wann haben wir denn noch mal Zeit für uns gehabt."

„Und du selber?", ergänzt Susanne, „du wärst dabei fast vor die Hunde gegangen."

Peter ist erleichtert, als Susanne ihm von dem Gespräch berichtet. Gleich am nächsten Tag ruft er bei der Stadtverwaltung an und erfährt, dass es eine Altenberatung gibt, die ihn bei der Suche nach einem Heimplatz unterstützen kann. Sofort vereinbart er einen Termin.

Infothek 3.2: Alten- und Angehörigenberatung

Das Heim als Ausweg

Peter findet allmählich sein Gleichgewicht wieder. Er will die Gesundheit seiner Frau und seine Ehe nicht aufs Spiel setzen. Deshalb soll Frau Bach in ein Pflegeheim umziehen. Dort wird sie gut versorgt sein, und Karin kann sie, sooft sie will, besuchen. Der Sozialarbeiter der Altenberatung unterstützt Peter in seinen Überlegungen.

„Möglicherweise", sagt er, „haben Ihre Frau und Ihre Schwiegermutter mehr voneinander, wenn Frau Bach im Pflegeheim lebt."

Nun müssen die notwendigen Formalitäten für die Heimaufnahme erledigt werden. Der Sozialarbeiter vereinbart mit Peter einen Termin, um Frau Bach in der häuslichen Umgebung kennen zu lernen. Schnell ist für den Fachmann klar, dass ihre Unterbringung in einem Pflegeheim die angemessene Lösung ist. Die alte Dame braucht rund um die Uhr Betreuung, zu Hause ist das nicht mehr zu leisten.

„Wann kann ich denn damit rechnen, dass Mutter ins Heim kommt?", fragt Peter.

„Auf jeden Fall kurzfristig", antwortet der Sozialarbeiter. Frau Bach komme zunächst in die Kurzzeitpflege, sozusagen als Übergang. In dieser Zeit suche er nach einem freien Platz in einem Pflegeheim.

„In welches Heim kommt denn Mutter?", fragt Peter.
„Mal sehen, wo Platz ist", erwidert der Sozialarbeiter.
„Es sollte möglichst in der Nähe sein", wünscht Peter.

> **Infothek 9.1: Das „richtige" Pflegeheim**
> **Infothek 9.2: Checkliste zur Heimauswahl**

„Wer ist denn Betreuer von Frau Bach?", will der Sozialarbeiter wissen.

„Betreuer?" Peter überlegt. „Ach ja, wir haben keine Betreuung beantragt. Wir wollten Mutter nicht entmündigen."

„Erwachsene Menschen können schon lange nicht mehr entmündigt werden. Seit 1992 regelt das Betreuungsrecht, dass nur im Interesse der betroffenen Menschen gehandelt werden darf", erläutert der Sozialarbeiter.

„Entmündigung oder Betreuung, das ist doch dasselbe", wendet Peter ein.

„Sicher nicht, aber darüber müssen wir jetzt nicht diskutieren. Ohne Betreuung geht es nun mal nicht. Ihre Schwiegermutter kann aufgrund ihres geistigen Zustandes keine eigenen Entscheidungen mehr treffen, und wir dürfen nicht so ohne Weiteres über sie bestimmen. Das ist jetzt Sache des Amtsrichters, der die notwendigen Entscheidungen einem Betreuer übertragen wird. Wenn ein Mensch keine eigenen Entscheidungen treffen kann, dann darf das nicht einfach ein anderer tun, auch die Kinder nicht. Man kann ja nicht wissen, ob alle Kinder es immer nur gut mit ihren Eltern meinen."

Der Sozialarbeiter sagt zu, umgehend die Bestellung eines Betreuers beim Amtsgericht zu beantragen.

Dann will er noch wissen: „Wer soll denn Betreuer werden? Zuerst werden die nahen Angehörigen gefragt. Hat Ihre Schwiegermutter vielleicht sogar eine Betreuungsverfügung gemacht?"

> **Infothek 2.3: Betreuungsverfügung**

„Von einer Verfügung weiß ich nichts. Als Betreuerin wäre meine Frau wohl die Richtige, aber sie ist in Kur, und es wäre nicht gut, wenn sie sich wieder um alles kümmern müsste. Der nächste Verwandte ist Helmut, mein Schwager." Auf jeden Fall, meint Peter, sollte die Betreuung in der Familie bleiben.

Er ruft Helmut an.

„Was kommt denn da auf mich zu?" Helmut zögert.

„Wenn ich den Sozialarbeiter richtig verstanden habe", informiert ihn Peter, „musst du in allen Angelegenheiten, die Mutter betreffen, entscheiden."

„Auch, was das Geld angeht?", fragt Helmut.

„Nein, das nicht. Wir haben ja eine Bankvollmacht, und der Sozialarbeiter meinte, die Betreuung sollte nur für die Aufenthaltsbestimmung, die Gesundheitsfürsorge und für die Entgegennahme der Post beantragt werden."

„Das geht?", bohrt Helmut nach.

„Das ist besser, sonst müssen wir dem Amtsgericht auch noch alle finanziellen Sachen offenlegen."

Helmut ist nicht abgeneigt, will sich die Sache aber überlegen.

Als Susanne, die angehende Juristin, von der Betreuung hört, bietet sie sich als Betreuerin an. Karin und Helmut sind damit einverstanden. Also informiert Susanne den Sozialarbeiter. Jetzt heißt es abwarten.

„Wir hätten uns vielleicht früher um einen Heimplatz für Oma kümmern sollen", gibt Susanne zu bedenken. „Dann wüssten wir, wo sie jetzt hinkommt."

Infothek 9.3: Anmeldung und Umzug ins Pflegeheim

„Mutter kommt auf keinen Fall in das Kurzzeitpflegeheim, in dem sie schon war. Mit diesem komischen Jakob!" Darauf besteht Karin bei einem langen Telefongespräch. Da habe mit Mutter alles begonnen.

Der Sozialarbeiter bittet Peter und Susanne zu einem Gespräch in die Beratungsstelle.

„Ich habe dem Amtsgericht vorgeschlagen, dass Sie, Frau Thomas, für die Angelegenheiten Ihrer Großmutter verantwortlich sein sollen. Für den Aufgabenkreis der Vermögenssorge habe ich auf die bestehende Bankvollmacht verwiesen. Damit waren Sie ja alle einverstanden."

> **Infothek 4.6: Das Betreuungsrecht**

Dann kommt er auf den finanziellen Aspekt der Heimpflege zu sprechen: „Ist Ihre Schwiegermutter schon von der Pflegekasse eingestuft?"

„Ja", sagt Peter, „in Pflegestufe II."

„Dann muss man mit Heimpflegekosten von rund 3000 Euro rechnen. Außerdem braucht Ihre Schwiegermutter einen persönlichen Barbetrag z. B. für Körperpflegeartikel, Friseur oder persönliche Wünsche. Dann ist man schon bei über 3000 Euro."

„Im Monat?", fragt Peter. „Wer soll das denn bezahlen?"

> **Infothek 9.4: Wer bezahlt das Pflegeheim?**

„Zunächst tritt die Pflegekasse mit 1279 Euro ein. Dann hat Ihre Schwiegermutter vermutlich Rente?"

Peter weiß nicht die exakte Summe: „So etwa 1000 Euro."

„Gut", fährt der Sozialarbeiter fort, „weiterhin können Sie hier in Nordrhein-Westfalen mit einem Pflegewohngeld rechnen, vielleicht 400 Euro, wenn Ihre Schwiegermutter kein Vermögen über 10 000 Euro hat. So kämen schon fast 2700 Euro zusammen. Der Rest, vielleicht 400 oder 500 Euro im Monat, müsste dann noch finanziert werden. Wohlgemerkt, in der Pflegestufe II. Kommt Frau Bach in Pflegestufe III, so sieht das Ganze wieder anders aus."

„Müssen wir für den Rest aufkommen?", erkundigt sich Peter.

„Zunächst muss man sehen, ob Frau Bach Ersparnisse hat, auf die man zurückgreifen kann. Falls nicht, würde ich jetzt schon vorsorglich Sozialhilfe beantragen. Dann wird allerdings überprüft, ob die leiblichen Kinder Unterhalt leisten können."

„Meine Frau auch?", will Peter wissen.

„Natürlich, Söhne und Töchter, aber nur in dem Maße, wie es ihnen zuzumuten ist. Der Unterhalt der eigenen Familie geht vor. Sie werden nicht selbst zum ‚Sozialfall‘."

„Aber unser Haus?", fragt Peter skeptisch.

„Darum brauchen Sie sich keine Sorgen zu machen. An Ihr Haus geht niemand ran. Oder haben Sie mehrere Häuser?", lacht der Sozialarbeiter.

„Na ja", denkt Peter, „erst mal hat Mutter noch was auf der hohen Kante."

Nach dem Gespräch hat er einen Überblick und ist beruhigt. Er ruft Helmut an und kann es sich nicht verkneifen, zu sagen, dass vielleicht demnächst ein Schreiben vom Sozialamt kommt, in dem nach seinem Einkommen gefragt wird.

Helmut ist erschrocken. „Bezahlen! Für was denn? Ich hab mir alles selbst erarbeitet, und der Staat will kassieren? Diese verdammte Regierung, und du wählst die noch. Nicht mit mir. Dann geh ich zum Anwalt."

Peter freut sich klammheimlich, dass er Helmut auf die Palme gebracht hat. „Ich wollte es dir nur gesagt haben."

Infothek 10.10: Sozialhilfe

Abends ruft Karin an und berichtet, dass Helmut sie angerufen habe. Helmut sei sehr erregt gewesen. Er habe wissen wollen, wo denn die Rente und das Ersparte von Mutter geblieben seien oder ob das jetzt alles draufgehe. Und wenn er schon bezahlen müsse, dann wolle er auch gerichtlicher Betreuer sein, und zwar einschließlich Vermögensversorgung oder wie das heiße. Er sei schließlich der Ältere.

„Abwarten", beruhigt Peter seine Frau, „du bist in Kur und sollst dich nicht aufregen. Susanne regelt das."

Einen Tag bevor Peters Urlaub zu Ende geht, bringt er seine Schwiegermutter in die Kurzzeitpflege. Dann geht alles sehr schnell. Der Amtsrichter besucht Frau Bach und ist einverstanden, dass Susanne Betreuerin wird. Sie müsse jetzt noch auf die förmliche Bestellung warten. Helmut hat sich in der Zwischenzeit beruhigt.

Bald ist ein Platz für Frau Bach in einem Pflegeheim gefunden.

Susanne, der Sozialarbeiter und eine Mitarbeiterin des sozialen Dienstes aus dem zukünftigen Heim besuchen Frau Bach in der Kurzzeitpflege und führen ein Aufnahmegespräch. Die Mitarbeiterin des Pflegeheimes erkundigt sich nach den Lebensgewohnheiten, Vorlieben und der Krankheitsgeschichte von Frau Bach.

„Wozu wollen Sie das alles wissen?" Susanne gehen die vielen persönlichen Fragen zu weit. Der Gedanke, dass ihre Großmutter ein offenes Buch für wildfremde Menschen sein soll, stört sie sehr.

„Nun ja", erklärt die Dame aus dem Pflegeheim, „Ihre Großmutter wird in Zukunft bei uns leben und um einem Menschen gerecht werden zu können, ist es wichtig, etwas über ihn zu wissen. Gerade bei Menschen mit Demenz wie Ihrer Großmutter gibt uns die Lebensgeschichte wertvolle Aufschlüsse für die richtige Betreuung. Die Pfleger und Pflegerinnen sollen Frau Bach doch verstehen können, nicht wahr?"

Susanne muss schlucken: Bald gehört Oma nicht mehr uns alleine. Und das Heim erfährt Dinge aus unserer Familie, die eigentlich niemanden etwas angehen.

Mutter im Pflegeheim

Gemeinsam bringen Peter und Susanne Frau Bach in das Pflegeheim. Das neue Zuhause ist ein Doppelzimmer, das sich Frau Bach mit einer gewissen Frau Huber teilen muss.

„Hast du das gewusst?", fragt Peter.

Susanne sagt entschuldigend, dass es keine andere Möglichkeit als ein Doppelzimmer gegeben hätte. Aber das sei nur vorübergehend, bis ein Einzelzimmer frei werde.

Frau Huber ist sehr redselig, fragt nach allem und jedem, ohne eine Antwort abzuwarten. Sie redet um des Redens willen.

„Da wird Oma wohl kein Radio benötigen", kommentiert Susanne, als sie es aufgibt, das Gerede von Frau Huber zu ignorieren.

„Doch, sicher, hier haben alle ein Radio", beeilt sich Frau Huber zu sagen.
„Wie schön. Hören Sie denn auch Radio?"
„Immer, ich höre so gerne Volksmusik, wir singen ja viel. Singe, wem Gesang gegeben, sag ich immer. Böse Menschen haben keine Lieder." Frau Huber stimmt ein Volkslied an.
Auch das noch!
„Wie schön Sie singen können."
Susanne räumt Omas Wäsche und Kleider ein. Peter hängt ein paar Fotos an der kahlen Wand über dem Bett auf. Wenn Karin aus der Kur zurück ist, will er mit ihr überlegen, wie sie Mutters Zimmerecke mit dem Bett und die Wände etwas persönlicher gestalten können. Auch Blumen wären nicht schlecht.
Es riecht nach Urin. Frau Huber singt. Das soll Omas neues Zuhause sein?
Susanne und Peter sind froh, als sie das Heim wieder verlassen können. Sie brauchen frische Luft. In dem Heim hatten sie das Gefühl, nicht frei atmen zu können.
„Oma wird nicht viel davon mitbekommen", sagt Peter, um das bedrückte Schweigen auf der Heimfahrt zu unterbrechen.
„Sie hat nicht bemerkt, als wir uns verabschiedet haben. Hoffentlich hat sie nicht mehr allzu lange …"
„Der Tod wäre eine Erlösung."
Am nächsten Morgen geht Susanne ins Heim, um sich zu erkundigen, wie es Oma in der ersten Nacht ergangen ist. Oma wird nicht mehr mitbekommen, dass ich bald mein Examen habe, denkt sie. Sie wäre bestimmt stolz gewesen. Susanne nimmt sich vor, Oma dennoch von ihren Berufsplänen zu erzählen, auch wenn sie das nicht verstehen wird.
Als sie Omas Zimmer betreten will, wird sie von einer Pflegerin angesprochen. Die Nacht sei schlimm gewesen. Frau Bach habe die ganze Nacht geschrien.
„Gut, dass Sie da sind. Gehen Sie zu Ihrer Großmutter, und trösten Sie sie ein bisschen. Die Arme sitzt drüben im Frühstückszimmer bei den anderen."
Frau Bach sitzt in sich zusammengesunken am Frühstückstisch, sie hängt seitlich über der Armlehne des Stuhls. Vor ihr das unberührte Essen: ein Becher mit Kaffee, eine klein geschnittene Scheibe Brot mit Marmelade.

Susanne nimmt Oma in den Arm, streichelt ihr Haar.
Frau Bach wimmert: „Au …, au …, au …"
Die haben Oma mit Medikamenten vollgestopft, schießt es Susanne durch den Kopf. Am liebsten würde sie sagen: Komm, Oma, das hier ist nichts für dich.
„Sind Sie die Tochter?", wird sie von einer Bewohnerin gefragt.
Erst jetzt nimmt Susanne die übrigen Personen im Speiseraum wahr. Sie will die anderen Menschen gar nicht sehen, nur für Oma da sein. Aber sie wird ständig abgelenkt.
„Rufen Sie mal die Schwester", hört sie von einem anderen Tisch.
Susanne weiß nicht, wie sie sich verhalten soll. Sie beschließt, so zu tun, als gingen die anderen Bewohner sie nichts an.
Ein älterer Herr stellt sich neben sie und schmatzt mit dem Gebiss. Susanne wird es schwindelig: das entstellte Gesicht des Mannes, der Speichel, der aus seinem Mund fließt. Sie muss raus.
„Ich komme gleich wieder", sagt sie sanft zu ihrer Oma. Sie sieht sich um in der Hoffnung, jemanden vom Personal zu entdecken. Es muss doch jemand da sein, der sie aus dieser Situation erlöst. Zugleich versteht sie sich selbst nicht: Die Menschen hier können doch nichts dafür.
Eigenartig, denkt Susanne, wo steckt nur das Personal?

> **Susanne fragt:**
> **Was tun die Pfleger eigentlich den ganzen Tag?**

Menschen, die sich schweren Herzens von pflegebedürftigen Familienangehörigen getrennt haben, fällt es oft schwer, zu akzeptieren, dass sich in einem Pflegeheim nicht alles um die geliebte Person dreht. Pflegeheime sind Dienstleistungsunternehmen. Im Allgemeinen kann man sagen, dass die pflegerische Grundversorgung in den Heimen gewährleistet ist.

Auch wenn die Heime sich um Kontakt- und Beschäftigungsmöglichkeiten für die Bewohner kümmern, kommt die persönliche Betreuung und Begleitung insgesamt zu kurz. Die vorhandenen Mitarbeiter sind über den Bereich der Pflege hinaus mit organisatorischen und bürokratischen Aufgaben ausgelastet, wenn nicht sogar überlastet. Die menschliche Zuwendung, die ein Pflegebedürftiger zu Hause von seinen Angehörigen erhält, kann unter diesen Umständen, unter denen auch die Pflegenden leiden, nicht erbracht werden. Dieser Mangel wirkt sich für Menschen mit Demenz besonders nachteilig aus. Neben guter Pflege benötigen sie vor allem Menschen um sich herum, die ihnen Halt, Sicherheit und Geborgenheit geben.

Mehr Personal wäre wünschenswert, um den Heimbewohnern besser gerecht zu werden, aber schon heute sind ca. 75% der Kosten im Heim Personalkosten. Es muss die Frage beantwortet werden, wie viel Geld wollen die Familien und die Gesellschaft für die Pflege alter Menschen aufbringen.

Die Heime sind auch weiterhin auf die Mitarbeit der Angehörigen bei der Betreuung angewiesen. Für die steigende Zahl alter Menschen, die keine Angehörigen haben oder um die sich niemand kümmert, bemühen sich viele Heime um ehrenamtliche Besuchs- und Kontaktdienste.

Infothek 9.5: Alternativen zum Pflegeheim

Auf dem Flur trifft Susanne eine Schwester, die gerade aus einem Zimmer kommt.

„Schwester", versucht Susanne sie aufzuhalten, „was haben Sie mit meiner Großmutter gemacht?"

Die Pflegerin fragt freundlich: „Wer ist denn Ihre Großmutter?"

„Frau Bach."

„Ach so, die Neue. Was sollen wir mit ihr gemacht haben? Sie war die ganze Nacht unruhig, jetzt wird sie erschöpft sein." Dann geht sie weiter.

Susanne fühlt sich wie im Irrenhaus. Alleine auf dem Flur erlebt sie sich wie in einer anderen Welt. Eine unwirkliche Welt. Menschliche Wracks, verbrauchte Körper, ausdruckslose Gesichter, Blicke ins Leere, hinfällige Bewegungen. Essensreste auf den Tischen. Rufe. Irgendwie passt nichts zusammen. Susanne sieht sich die Bilder an den Wänden an. Kunstdrucke wechseln sich mit Fotos von einem Ausflug der Bewohner ab. Geschirr scheppert. Wer kann denn dahinten noch lachen?

> **Susanne fragt:**
> **Muss ich mich für meine Gefühle schämen?**

Im Pflegeheim begegnet der Besucher ungewohnt vielen Menschen mit Eigenschaften und Verhaltensweisen, vor deren Anblick man zunächst zurückschreckt. Es ist eine fremde Welt, an die man sich gewöhnen muss. Da legt ein Mensch beim Essen sein Gebiss auf den Tisch, ein anderer spaziert mit seiner benutzten Einlage über den Flur, ein Dritter spielt mit der Puppe.

Susanne muss sich nicht schämen, dass sie in dieser für sie ungewohnten Welt zunächst abwehrende Gefühle hat. Sie schaffen einen für sie erträglichen Abstand.

Auch wenn sich Angehörige mit der Zeit an die Menschen im Heim gewöhnen, wird es immer wieder Situationen geben, die Abscheu oder Ekel entstehen lassen oder Bilder erzeugen, die man manchmal kaum aus dem Kopf bekommt.

Jeder hat seine persönliche Ekelschwelle. Diese Schwelle bei sich selbst zu akzeptieren und Respekt von anderen dafür erwarten zu dürfen, ist das Recht jedes Menschen.

Bedrückt verlässt Susanne das Heim. Sie will nicht glauben, was sie in der letzten halben Stunde erlebt hat. 3000 Euro – und dann kümmert sich kein Mensch. Alleine herumsitzen und mit Medikamenten ruhiggestellt, das kann Oma auch zu Hause haben. Da sieht sie wenigstens nicht das Leid der anderen Bewohner.

Nachmittags ruft das Pflegeheim an. Es würden noch einige Dinge fehlen. Ob jemand vorbeikommen könne. Wichtig seien der Personalausweis und die Versichertenkarte der Krankenversicherung.

Susanne ist aufgebracht und drängt ihren Vater, sofort mit ihr zum Heim zu fahren. Sie wolle den Besuch nutzen, um sich über die unwürdigen Zustände zu beschweren.

Die Dame in der Verwaltung fühlt sich nicht zuständig und schlägt vor, zuerst die Formalitäten zu regeln. Zudem sei die Heimleiterin im Moment in einer Besprechung. Danach habe sie gewiss Zeit für ein Gespräch.

Die Heimleiterin ist nicht viel älter als Susanne. Modern gekleidet, ein Typ wie sie selbst. Sie hatte sich eine Heimleiterin eher streng und hausbacken vorgestellt. Umso besser, überlegt Susanne, da sprechen wir dieselbe Sprache.

„Sie wollen sich beschweren?" Die Heimleiterin ist entgegenkommend und freundlich.

Aha, denkt Susanne, Rhetorikkurs für Fortgeschrittene. Und ich rede jetzt Klartext! Und dann erzählt Susanne ihre Eindrücke, stockend, nach Begriffen suchend. Die gelassene Freundlichkeit der Heimleiterin macht sie nervös.

Die Heimleiterin hört aufmerksam zu, macht sich Notizen und wartet, bis Susanne ihre Beschwerden beendet hat. Es sei für die Angehörigen zu Beginn immer schwierig, einen Menschen, den man liebt, in ein Heim zu geben, sagt sie. Aber mit der Zeit sähe man ein, dass es nicht anders ginge. Es gäbe hier im Heim einen Gesprächskreis für Angehörige. Vielleicht fänden Susanne und ihr Vater Zeit, ihn zu besuchen. Es sei immer gut, sich mit anderen auszutauschen.

Jetzt wird es Peter zu viel: „Sagen Sie mal: Wie kommen die 3000 Euro zustande, wenn sich keiner um meine Schwiegermutter kümmert?"

Nicht kümmern, davon könne doch wohl keine Rede sein. Und die hohen Kosten, das seien vor allem Personalkosten.

„Und wo ist das Personal, wenn man fragen darf?", unterbricht Susanne die Heimleiterin.

„Sie können uns glauben, dass wir mit der Personalsituation nicht glücklich sind. Aber stellen Sie sich vor, dass wir rund um die Uhr die Pflege unserer Bewohner sicherstellen müssen. Noch mehr Personal bedeutet noch höhere Pflegesätze. Sie können sicher sein, dass unsere Pflegequalität ständig geprüft wird. Im Übrigen ist unser Haus zertifiziert."

Dann schlägt sie den beiden vor, einfach mal durch das Haus zu gehen. Man müsse sich sicher an die Umgebung und die Menschen gewöhnen. Nach einiger Zeit wirke vieles nicht mehr so bedrückend.

„Sie können immer zu mir kommen, wenn Sie ein Problem haben." Das Handy der Heimleiterin klingelt. Das Gespräch ist vorerst beendet.

Was sollen Susanne und Peter tun? Das Heim wechseln? Sie sind aufgewühlt und ratlos.

Karin hat ihren Kuraufenthalt beendet. Peter hatte ihr bei seinen Besuchen immer wieder versichert, dass es Mutter gut ginge. Sie brauche sich keine Sorgen zu machen. Tatsächlich aber kommt Frau Bach in dem Heim nicht zur Ruhe. Sie ist ständig auf der Suche und wandert umher. Ihre Handtasche lässt sie nicht los. Alle haben den Eindruck, dass Frau Bach nach Hause will. Sie irrt so lange umher, bis sie erschöpft ist. Dann setzt sie sich, aber kurze Zeit später läuft sie wieder über den Flur und durch die Zimmer. Die Pflegerinnen befürchten, dass Frau Bach fallen könnte, und versuchen, sie zum Sitzen zu bewegen. Vergeblich. Die anderen Bewohner beklagen sich, weil sich Frau Bach öfter in ihre Zimmer verirrt. Sie nimmt aus fremden Zimmern Gegenstände mit und steckt sie in ihre Handtasche. Die Mitarbeiterinnen müssen immer auf der Hut sein, dass sie sich nicht dem Treppenhaus nähert. Da würde sie unweigerlich stürzen.

Kaum zu Hause, will Karin als Erstes zu Mutter ins Heim. Als sie auf der Etage fragt, wo sie Frau Bach fände, wird sie von einer Pflegerin fürsorglich begrüßt.

„Ach, Sie sind die Tochter von Frau Bach. Sie müssen ja eine anstrengende Zeit mit Ihrer Mutter hinter sich haben. Seien Sie froh, dass sie jetzt bei uns ist. Hier ist sie in guten Händen. Wenn Sie Ihrer Mutter einen Gefallen tun wollen, besuchen Sie sie so oft wie möglich."

Dann sieht Karin ihre Mutter mit der Handtasche auf dem Flur. Bitte nicht, denkt Karin. Sie ist wie versteinert, kann nicht auf Mutter zugehen. Frau Bach nähert sich Karin – und geht brabbelnd an ihr vorbei. Sie hat Karin nicht erkannt.

„Mutter", will Karin rufen. Aber das wäre, als würde sie zu einer fremden Person „Mutter" sagen. Karin hat für einen Moment das Gefühl, neben sich zu stehen und sich und Mutter beobachten zu können.

Eine Bewohnerin zieht Karin am Ärmel: „Kommst du mich besuchen?"

Karin lächelt die alte Dame an: „Ja, ich bin zu Besuch."

„Setz dich zu mir!"

Karin setzt sich und beobachtet ihre Mutter.

Von einer Pflegerin erfährt sie, wo das Zimmer von Frau Bach ist. Sie sieht sich den Raum an. Die alte Frau in dem Zimmer redet. Das muss Frau Huber sein. Peter hat von ihr erzählt. Karin überlegt, ob sie unverrichteter Dinge nach Hause gehen soll. Das kann sie nicht. Sie geht auf Mutter zu, bleibt vor ihr stehen und streichelt ihr Gesicht: „Mutter."

Frau Bach lächelt unsicher.

„Mutter."

Frau Bach sucht die Augen von Karin und hält ihren Blick darin fest.

Karin spürt, was Mutter ihr sagen will: Nimm mich mit nach Hause! Lass mich nicht hier! Sie hält Mutters Hände ganz fest.

Eine Bewohnerin ruft: „Hallo, hallo, hallo, hallo …"

Unruhe steigt in Karin auf. Nur nicht schon wieder dieses Rauschen im Ohr. In der Kur hat sie gelernt, sich zu entspannen und den Mut zu haben, unangenehme Situationen zu meiden. Sie streichelt Mutters Wange und geht.

Karin läuft ziellos durch den Ort und sagt sich immer wieder: Ich muss an mich selbst denken. Mutter hat nichts davon, wenn es mir wieder schlechter geht. Ich kann Mutter nicht alleine lassen, aber wie halte ich die Besuche bei ihr aus?

Als Peter am Abend nach Hause kommt, schlägt Karin ihm spontan vor, wegzufahren und ein Wochenende zu zweit zu verbringen, um die ausgefallene Geburtstagsfeier nachzuholen. Beide sind sich einig, dass sie sich in letzter Zeit viel zu wenig umeinander gekümmert haben. Peter nimmt Karin zärtlich in den Arm.

Allmählich stellt sich bei Familie Thomas wieder der alte Rhythmus ein. Karin und Peter finden mehr Zeit füreinander, auch für Andreas und Susanne. Sie feiern mit Susanne das trotz der ganzen Aufregung geschaffte Examen. Die Spinnereien von Andreas hören sie sich geduldig an und geben gute Ratschläge, von denen sie genau wissen, dass sie nie befolgt werden. Karin nimmt mit ihrer alten Firma Kontakt auf und hofft, dass sie wieder eine Stelle findet. Fast täglich besucht sie Mutter. Sie muss sich immer wieder sagen, dass Mutter in dem Heim gut versorgt ist. Manchmal geht sie abends auf einem Spaziergang am Pflegeheim vorbei. Bei solchen Gelegenheiten möchte sie Mutter sofort aus dem Heim nach Hause holen. Ihr altes Zimmer ist ja noch unverändert. Mutter könnte zu Hause bei der Familie sterben. Aber wie sollte das gehen?

In letzter Zeit besucht Karin ihre Mutter mittags, um sie zu füttern. „Essen anreichen" nennen die Pflegerinnen das. Nachdem sie einmal mit ansehen musste, wie Mutter und einer zweiten Bewohnerin gleichzeitig das Essen gereicht wurde, hatte sie dem Personal ihre Hilfe angeboten. Diese knappe Stunde gibt Karin ein gutes Gefühl und ein ruhiges Gewissen. Sie streichelt ihre Mutter, hält ihre Hand, summt eine Melodie von früher oder sitzt einfach nur bei ihr. Karin ist sicher, dass Mutter das spürt, denn sie wird meistens etwas ruhiger. Es fällt ihr leichter, bei Mutter zu sein, wenn sie etwas zu tun hat. Aber länger als eine Stunde hält Karin die Nähe zu Mutter nicht aus. Sie sieht auf die Uhr und sagt sich: Noch zehn Minuten. Dann geht sie. Leicht fällt ihr das nicht.

Weihnachten holt Karin Mutter nach Hause, um sie noch einmal richtig zu verwöhnen. Vielleicht das letzte Mal. Doch der Heiligabend wird zum Fiasko. Der Tisch ist festlich gedeckt. Mutter wirkt wie ein Fremdkörper. Während des Essens nestelt sie an der festlichen Tischdecke. Keiner sagt ein Wort. Die angestimmten Weihnachtslieder verstummen schnell, als Karin merkt, dass Mutter in die Hose gemacht hat. Als Frau Bach im Bett ist, versucht die Familie, die Weihnachtsstimmung von früher herbeizuzaubern. Doch es gelingt nicht. Nachts finden Karin und Peter keine Ruhe. Mutter wandert durch ihr Zimmer. Karin setzt sich zu ihr und hält Wache.

Am ersten Weihnachtstag bringen sie Mutter ins Heim zurück.

„Wieder zu Hause", wird Frau Bach von der Pflegerin begrüßt. „Bei uns ist es doch auch schön, nicht wahr?"

In ihrem Zimmer sinkt Frau Bach erschöpft in den Sessel. Ob Mutter überhaupt noch mitbekommt, dass Weihnachten ist?

Zu den Angehörigentreffen geht Karin nicht mehr. Sie erträgt die vielen Geschichten über die Verrücktheiten der alten Menschen nicht. Über einen alten Mann wurde berichtet, er habe mit seinem Kot herumgeschmiert. Allein bei dem Gedanken könnte Karin sich übergeben. Das muss sie sich nicht mehr antun. Da sind ihr die Saunaabende lieber.

Eines Tages sieht Karin in Mutters Gesicht Blutergüsse. Frau Bach war wieder einmal gestürzt. Das können auch die teuren

Hüftprotektoren nicht verhindern. Das Heim kann die Gewähr für ihre Sicherheit nicht mehr übernehmen, sagt die Pflegedienstleiterin. Leider sei es so, dass die Krankenkassen nach einem Sturz das Heim verantwortlich machen und damit die Kosten abschieben wollen. Karin findet das von den Krankenkassen unverschämt.

„Müssen denn jetzt alle alten Menschen festgebunden werden?", ereifert sie sich.

„Nicht ganz", erläutert die Mitarbeiterin, „aber wir überlegen, wenn Ihre Mutter im Bett liegt, das Bettgitter hochzuziehen. Und Sie haben bestimmt schon gesehen, dass einige Bewohner ein Steckbrett am Stuhl haben, das sie am Aufstehen hindert. Ihre Mutter ist derart gangunsicher, dass sie jedes Mal hinfallen könnte, wenn sie aufsteht. Es ist nur zum Besten Ihrer Mutter. Aber das dürfen wir nicht ohne gerichtliche Genehmigung machen."

„Es muss doch andere Möglichkeiten geben", wendet Karin ein.

Die Pflegedienstleiterin bedauert: „Nein, das ist wirklich die einzige Möglichkeit. Im Übrigen, Frau Thomas, ohne dass ich Ihnen zu nahe treten will, Betreuerin ist Ihre Tochter. Ich werde das mit ihr besprechen müssen, denn sie muss die Genehmigung des Gerichtes einholen."

„Meine Tochter sagt Ihnen auch nichts anderes."

„Das müssen wir abwarten."

So ist das also, denkt Karin, jetzt kann ich nicht mal mehr für die eigene Mutter entscheiden.

Infothek 4.7: Betreuung und Unterbringung

Der Amtsrichter hat als unterbringungsähnliche Maßnahme genehmigt, dass Frau Bach in ihrer Freiheit eingeschränkt werden darf. Wenn sie im Sessel sitzt, hat sie eine Art Tischplatte vor dem Bauch, die sie am Aufstehen hindert. Das ist immerhin freundlicher, als mit einem Gurt festgebunden zu sein, aber warum nennt man das „Therapietisch", wundert sich Karin. Frau Bach versucht dennoch aufzustehen – unermüdlich. Dabei scheuert sie mit dem Bauch an der Platte, die sie in ihrem Bewegungsdrang einengt. Ist sie erschöpft, reibt sie stundenlang mit ihrer Hand über den Rand der Tischplatte.

> **Karin fragt:**
> **Warum macht Mutter das? Braucht sie eine Beschäftigung?**

Reizarmut ist oft ein Grund für monotone Verhaltensweisen. Bei Menschen wie Frau Bach kann es aber auch sein, dass sie sich eine eigene Struktur schaffen, um sich in einer Welt, in der sich alles verflüchtigt, an einem Rahmen festzuhalten. Die immer gleichen wiederkehrenden Bewegungen, wie das Auf- und Abfahren an dem Rand der Tischplatte, bieten ihnen begrenzte Sicherheit. Andere Menschen mit Demenz schieben ständig ein Glas hin und her, klatschen in die Hände oder wiederholen die immer gleichen Worte.

Würde man diese Menschen „sinnvoll" zu beschäftigen versuchen, nähme man ihnen unter Umständen den ihrer Situation entsprechenden Rahmen.

Karin sitzt neben ihrer Mutter und ist froh, wenn eine halbwegs rüstige Bewohnerin hinzukommt. Dann kann sie ein wenig erzählen, während sie Mutters Hand festhält.

Seit einiger Zeit hat Frau Bach begonnen, sich ständig an einer Stelle der Hand zu kratzen. Bald ist die Stelle blutig und entzündet. Salben helfen nicht. Pflaster und Verbände sind kein Hindernis; sie halten nur kurze Zeit, dann hat sich Frau Bach davon befreit und kratzt sich wieder.

Das Heim kommt mit den mittlerweile massiven Verhaltensauffälligkeiten von Frau Bach nicht mehr zurecht und erwägt deshalb eine Verlegung in die Psychiatrie.

Auch das noch! Am Ende die Klapsmühle.

„Muss das denn sein?", fragt Karin.

„Wir können die Verantwortung für Ihre Mutter nicht mehr übernehmen", sagt die Pflegedienstleitung. „Aber wenn sie in der Klinik mit neuen Medikamenten eingestellt wird, kommt sie nach ein paar Wochen bestimmt zu uns zurück."

Die Heimleitung bittet Susanne, beim Amtsgericht die Genehmigung einer geschlossenen Unterbringung zu beantragen. Dies geht mit einem nervenärztlichen Attest ohne Probleme.

Es geht zu Ende

Am Tag der Verlegung in die Psychiatrie fährt Karin mit. „Irrenhäuser" hatte sie sich ganz anders vorgestellt. Hier sieht es fast aus wie im Pflegeheim, nur die Patienten wirken aktiver. „Gerontopsychiatrie" nennt sich die Station für ältere Menschen, auf der sich Frau Bach befindet.

Was ein Mensch am Ende seines Lebens alles aushalten muss, denkt Karin. Das ist doch alles sinnlos. Warum lässt man die Menschen nicht sterben?

Sie liest in einem Aushang, dass ein Seelsorger in ein paar Tagen über Sterbebegleitung sprechen wird. Das will sie sich anhören. Der Seelsorger erläutert, wie wichtig es sei, dass ein Mensch am Ende seines Lebens, auf seinem letzten Weg, nicht alleine ist. Dem stimmt Karin zu. Aber merkt ihre Mutter denn überhaupt noch etwas? Es wäre ja eine Gnade, wenn Mutter nichts mehr mitbekäme. Der Seelsorger sieht das anders. Er ist überzeugt, dass Frau Bach wie jeder andere die menschliche Nähe spürt, und wenn Karin es schaffe, solle sie in den letzten Tagen und Stunden bei Mutter sein. Das hatte sich Karin sowieso fest vorgenommen. Dann lenkt sie das Gespräch auf das Thema Sterbehilfe und erzählt, was ihre Mutter am Ende ihres Lebens noch alles mitmachen müsse. Jetzt liege sie hier in der Psychiatrie.

„Kann man sie denn nicht sterben lassen?", fragt sie den Seelsorger.

„Das ist eine ethisch und rechtlich schwierige Frage", stellt der Seelsorger fest. „Natürlich darf und soll man einen Menschen sterben lassen, wenn seine Lebenszeit zu Ende geht. Ärztliches Handeln darf nicht nur darauf ausgerichtet sein, das Sterben zu verhindern. Aber den Tod herbeiführen, auch indem man eine sinnvolle Behandlung unterlässt, darf man natürlich nicht."

Karin habe das ja auch nur so gemeint.

Kurze Zeit nachdem Frau Bach aus der Psychiatrie wieder in das Heim verlegt worden ist, ruft das Pflegeheim an und bittet Karin, sofort zu kommen. Sie solle außerdem Susanne verständigen, die man nicht erreicht habe. Mutter habe einen akuten

Gefäßverschluss im Bein, und der Bereitschaftsarzt bereite die Verlegung ins Krankenhaus vor.

Im Heim erfährt Karin durch den Arzt, dass eine Amputation des Beines bei ihrer Mutter nicht ausgeschlossen ist.

„Dazu gebe ich auf gar keinen Fall meine Einwilligung", sagt Karin.

„Wenn Ihre Mutter nicht operiert wird, könnte sie sterben. Wollen Sie das verantworten?", drängt der Arzt.

„Ja", bleibt Karin standfest, und sie ist über ihre Aussage selbst erschrocken. „Mutter stirbt sowieso. Sie braucht nicht noch länger zu leiden."

Der Arzt besteht darauf, dass Frau Bach dennoch ins Krankenhaus verlegt wird. Es handele sich um eine lebensbedrohliche Situation. Zudem sei die Behandlung im Pflegeheim nicht länger möglich.

Karin wünscht sich Susanne herbei. Mit ihrem juristischen Verstand wüsste sie bestimmt eine andere Lösung. Außerdem muss sie als Betreuerin gefragt werden, was im Krankenhaus mit Mutter geschehen soll.

Im Krankenhaus kommen die Ärzte zu dem Ergebnis, dass Frau Bach eine Operation höchstwahrscheinlich nicht überleben würde. Flüssigkeit und Medikamente erhält sie jetzt durch Infusionen.

Nach zwei Tagen wird Mutter wieder ins Pflegeheim verlegt. Frau Bach schläft viel, wird kaum noch wach.

Man müsse jetzt jeden Tag mit allem rechnen, meint der Arzt.

„Hoffentlich hat Mutters Leiden bald ein Ende", denkt Karin.

Auch Helmut will die letzten Tage bei Mutter sein. Er, Peter und Karin wechseln sich an Mutters Sterbebett ab. Susanne kommt am Wochenende. Sie möchte, dass Oma zu Hause stirbt.

„Und wer soll mit den Infusionen zurechtkommen?", gibt Peter zu bedenken.

Nein, bis auf Susanne sind sich alle einig, Mutter soll jetzt in Ruhe sterben und nicht nochmals verlegt werden.

Andreas verspricht, Oma am nächsten Wochenende zu besuchen. Aber da ist Frau Bach schon tot.

Frau Bach starb, als Karin unterwegs war, um schnell etwas für das Abendessen zu besorgen.

> **Karin fragt:**
> **Warum war ausgerechnet in dem Moment niemand bei Mutter, als sie gestorben ist?**

Nicht selten sterben Menschen gerade in dem Moment, in dem ihre Angehörigen kurz vom Sterbebett weggegangen sind. Hinterbliebene haben dann das Gefühl, trotz aller vorangegangenen Begleitung im entscheidenden Moment versagt zu haben. Es kann aber auch sein, dass der Sterbende auf diesen Moment des Alleinseins gewartet hat, in dem es ihm möglich war, loszulassen und er von niemandem festgehalten wurde.

Das Leiden ist beendet. Gott sei Dank.

Karin, Peter und Helmut treffen Vorbereitungen für die Beerdigung. Obwohl sie sich innerlich schon von Mutter verabschiedet hatten, sind die Tränen nicht aufzuhalten, denn der Tod wird erst Wirklichkeit, wenn er geschieht. Erinnerungen werden wach, Bilder ziehen in Gedanken vorbei. Ob Mutter noch leben könnte, wenn man sie nicht ins Pflegeheim gebracht hätte?

„Haben wir wirklich alles richtig gemacht?", fragt Karin.

„Ja, bestimmt", sagt Peter, aber so ganz überzeugt ist er von seiner eigenen Aussage nicht. Helmut schweigt.

> **Karin fragt:**
> **Haben wir alles richtig gemacht?**

Mit dem Tod eines Angehörigen, den man gepflegt hat, ist selten alles vorbei. Die intensive Beziehung wirkt lange nach, z.B. in Erinnerungen, Träumen und manchmal auch in einem schlechten Gewissen. Hätten wir in dieser oder jener Situation nicht anders handeln müssen? Hätte ich nicht noch ein bisschen mehr aushalten können? Haben wir Mutter zu früh ins Pflegeheim gegeben? Hätte ich sie nicht wieder nach Hause holen sollen?

Nicht immer gelingt es, die Pflege von Familienangehörigen zu einem rundum harmonischen Abschluss zu bringen. Unerledigtes bleibt zurück, Versäumtes wird bedauert und was gesagt wurde, bleibt gesagt. Ein befriedigender Rückblick entwickelt sich oft erst aus der eigenen Bearbeitung der zurückliegenden Pflegebeziehung. Was schließlich hilft, ist eine innere Haltung der Akzeptanz: Ich habe getan, was ich tun konnte. Und das will ich verantworten.

Noch vor der Beerdigung räumt Karin Mutters Sachen aus dem Zimmer im Pflegeheim. Bald soll eine neue Bewohnerin einziehen.

Es ist nicht viel übrig geblieben. Die paar Kleidungsstücke will Karin nicht mit nach Hause nehmen. Aber das Heim hat auch keine Verwendung dafür. Soll sie alles auf den Müll werfen? Die Bilder, Mutters Papiere, die Gläser und Vasen? Das Armband möchte Karin haben.

Vaters Ehering soll Mutter mit ins Grab gelegt werden. Schon vor sechs Jahren, als Vater gerade tot war, wollte sie am liebsten bei ihm sein.

Infothek

Inhalt

1 Soziales Leben und Aktivität 108
1.1 Kontakte 108
1.2 Altenbegegnung und Seniorenaktivitäten 109
1.3 Urlaub und Erholung 110

2 Vorsorge treffen 111
2.1 Klärungen und Vorkehrungen im Privaten 111
 Pflege- und Betreuungsverträge 112
 Bestattungs- und Grabpflegeverfügungen 112
 Nachlassvorsorge 112
2.2 Vorsorgevollmacht 113
2.3 Betreuungsverfügung 115
2.4 Patientenverfügung 115
2.5 Zur Wirksamkeit von Willenserklärungen 117

3 Information und Beratung 118
3.1 Informationsquellen 118
3.2 Alten- und Angehörigenberatung 119
3.3 Pflegeberatung 120
3.4 Wohnberatung 120
3.5 Gesprächskreise für Angehörige 122

4 Selbstbestimmung und Betreuungsrecht .. 124
4.1 Verpflichtung und Verantwortung 124
4.2 Haftung 125
4.3 Auskunftsanspruch 125
4.4 Wohnungskündigung 126

4.5	Freiheit und Zwang	126
4.6	Das Betreuungsrecht	128
4.7	Betreuung und Unterbringung	130

5 Gesundheit 131

5.1	Medikamente gegen das Alter?	131
5.2	Zustimmung zur ärztlichen Behandlung	131
5.3	Der Weg zum Nervenarzt	132
5.4	Nervenkliniken	133
5.5	Gedächtnissprechstunden	133
5.6	Was heißt „Demenz"?	133
5.7	Der Mini-Mental-Status-Test	136
5.8	Fördernder Umgang mit dementiell veränderten Menschen	137
	Die Umwelt an die Fähigkeiten anpassen	137
	Kein quälendes Training	137
	Unterschiedliche Wirklichkeiten	138
	Gefühle stehen im Vordergrund	138
	Bewegung und Beschäftigung	138
	Umgang mit aggressivem Verhalten	139
	Auf Sprache achten	140
5.9	Medikamentöse Behandlung der Demenz	140

6 Häusliche Pflege 142

6.1	Der Pflege- und Sozialmarkt	142
6.2	Pflegedienste	143
6.3	Nichtpflegerische Hilfen	144
6.4	Niederschwellige Betreuungsangebote	145
6.5	Ausländische Pflegekräfte und Haushaltshilfen	146
6.6	Essen auf Rädern	147
6.7	Hausnotruf	148
6.8	Technische Hilfen	148
6.9	Pflegeartikel bei Inkontinenz	149
6.10	Behandlungspflege	150
6.11	Pflegezeit nach dem Pflegezeitgesetz	151

7 Tages- und Nachtpflege (teilstationäre Pflege) 153

| 8 | **Verhinderungs- und Kurzzeitpflege** .... | 155 |

9	**Stationäre Pflege**	157
9.1	Das „richtige" Pflegeheim	157
9.2	Checkliste zur Heimauswahl	158
9.3	Anmeldung und Umzug ins Pflegeheim	161
9.4	Wer bezahlt das Pflegeheim?	162
9.5	Alternativen zum Pflegeheim	163

10	**Kosten und Finanzierung**	165
10.1	Wie viel ist familiäre Pflege wert?	165
10.2	Unterhaltsleistungen	166
10.3	Die Finanzierung von leichtem Hilfebedarf	167
10.4	Die Pflegeversicherung	168
10.5	Pflegestufen und Leistungen in der Pflegeversicherung	169
10.6	Das Gutachten des MDK	171
10.7	Leistungen der Pflegekasse bei häuslicher Pflege ...	173
10.8	Die soziale Sicherung der Pflegepersonen	174
10.9	Ist Pflegegeld Einkommen?	175
10.10	Sozialhilfe	175
10.11	Sozialhilfe bei häuslicher Pflege	176
10.12	Widerspruch und Klage	177

1 Soziales Leben und Aktivität

1.1 Kontakte

So unerlässlich im Allgemeinen soziale Beziehungen für Menschen sind, so sind sie im hohen Alter kein Wert an sich. Alte Kontakte gehen durch Krankheit und Tod verloren, neue Kontakte zu knüpfen fällt vielen zunehmend schwer. Rückzug und Alleinsein bedeuten demnach nicht unbedingt unfreiwillige Einsamkeit.

Einerseits sehen Kinder, dass sich ihre alten Eltern immer mehr zurückziehen, und andererseits erleben sie, wie die Eltern dann doch in geselliger Runde aufblühen. Drückt sich darin ein verborgenes Bedürfnis nach mehr sozialen Kontakten aus? Sollte man Mutter oder Vater doch zur Teilnahme an Begegnungs-, Reise- oder Bildungsangeboten bewegen?

In solche Überlegungen muss die Lebensgeschichte der Eltern einbezogen werden. Wer immer zurückgezogen gelebt hat, immer nur auf die Familie konzentriert war, dem wird es vermutlich schwerfallen, z. B. nach dem Tod des Ehepartners auf andere Menschen zuzugehen, er wird sich eher weiter an der Familie orientieren. Vielleicht können in diesem Fall frühere Kontakte zu Verwandten oder Freunden reaktiviert werden. Vielleicht spricht man Nachbarn, alte Weggefährten an, Mutter oder Vater bei Gelegenheit zu besuchen. War hingegen jemand sein Leben lang kontaktfreudig, hat sich informiert und weitergebildet, so können Bildungs- oder Reiseangebote, die auf seine nunmehr eingeschränkten Möglichkeiten Rücksicht nehmen, für ihn interessant sein.

Es ist so, dass Menschen im Alter ihren Lebensstil, die Dinge, die ihnen wichtig sind, und die Strategien, mit denen sie ihr Leben bisher bewältigt haben, beibehalten. Selbst wenn die äußeren Umstände des Lebens gravierenden Veränderungen unterworfen sind, ist der Einzelne doch immer wieder um innere Kontinuität bemüht. Es ist eher selten, dass Menschen im Alter gänzlich Neues anfangen, ihrem Leben eine ganz neue Richtung geben.

Angebote für Ältere gibt es genug, aber sie sind oft nach den Bedürfnissen rüstiger, vitaler Senioren ausgerichtet. Über Freizeit- und Bildungsangebote erfährt man am ehesten etwas im Rahmen der Altenberatung, bei den zahlreichen Seniorengruppen, bei Volkshochschulen und Hochschulen.

1.2 Altenbegegnung und Seniorenaktivitäten

In Altenbegegnungsstätten und Altenclubs treffen sich eher hochaltrige Menschen (überwiegend alleinstehende Frauen über 70) zum Zeitvertreib, zu Gesprächen und zu gemeinsamen Unternehmungen. Es gibt große Unterschiede hinsichtlich der Besucherkreise, ihrer Interessen und Aktivitäten.

Der Besuch einer Altenbegegnungsstätte oder eines Altenclubs setzt ein gewisses Maß an Anpassungsfähigkeit und Verhaltenssicherheit voraus und kann nur am Anfang eines geistigen Veränderungsprozesses noch in Betracht kommen. Manchmal ist es bedrückend, anzusehen, wie Altengruppen Besucher ausgliedern, die sich auffällig verhalten. Die Erwartung, in der Generation der Älteren besonderes Verständnis und Solidarität im Umgang mit geistig beeinträchtigten Altersgenossen anzutreffen, wird nicht immer eingelöst.

Andererseits gibt es aber zunehmend Einrichtungen, die geistig/seelisch veränderte Menschen mit besonderen Betreuungsangeboten ansprechen (siehe 6.4 „Niederschwellige Betreuungsangebote"). Zum Teil werden auch Fahr- oder Begleitdienste für Menschen angeboten, die die Einrichtungen alleine nicht erreichen können. Dann kann Altenbegegnung möglicherweise einen positiven Einfluss auf die Stimmungslage haben und ein sinnvoller Baustein zur Zeitstrukturierung sein. Außerdem werden pflegende Angehörige stundenweise entlastet.

Auskunft über Altenbegegnungsstätten und Altenclubs erhält man in der Regel bei Altenberatungsstellen, Kirchengemeinden und Wohlfahrtsverbänden (Anhang 16). Dort weiß man meistens auch Bescheid, ob und wo es Fahrdienste oder ehrenamtliche Hilfsangebote gibt.

Mittlerweile finden sich in fast allen Städten und Gemeinden „freie", sich selbst organisierende Seniorengruppen. Während Altenbegegnung das „vierte Lebensalter" anspricht, treffen sich in den Seniorengruppen eher vitale, „jüngere Alte" zu gemeinsamen Aktivitäten, zum Teil auch zu ehrenamtlichem bürgerschaftlichem Engagement, z. B. Hilfen für behinderte oder beeinträchtigte Senioren.

1.3 Urlaub und Erholung

Urlaub, Erholung, Tapetenwechsel sind wichtige Unterbrechungen des Alltags – für den alten Menschen und seine Familie. Auch der Abstand voneinander kann einmal guttun. Will oder kann ein alter Mensch nicht mehr alleine verreisen, so bieten sich Urlaubsreisen in Gruppen an. Ärztlich befürwortet kann auch eine ambulante Badekur in Frage kommen. Ebenso gibt es ein breites Angebot an Städtereisen und Ausflugsfahrten, zum Teil mit Betreuung.

Nach Erholungsangeboten fragt man am besten Altenberatungsstellen, Kirchen oder Wohlfahrtsverbände (Anhang 16). Evtl. können Gesundheitsämter Erholungsmaßnahmen im Rahmen psychosozialer Betreuung vermitteln. Zu den Voraussetzungen und zur Finanzierung einer ambulanten Badekur gibt die Krankenkasse Auskunft.

Gezielte Erholungsangebote für Menschen mit Demenz werden zunehmend geschaffen. Sie sind dann besonders sinnvoll, wenn der mitreisende pflegende Angehörige in einer solchen Erholungsmaßnahme persönliche Freiräume finden kann. Über die Angebote können am ehesten die örtlichen Gruppen des AlzheimerForums (Anhang 1) und der Deutschen Alzheimer Gesellschaft (Anhang 8) Auskunft geben, aber auch Altenberatungsstellen und Wohlfahrtsverbände (Anhang 16).

2 Vorsorge treffen

2.1 Klärungen und Vorkehrungen im Privaten

Vorsorge für den Fall von Krankheit, Pflegebedürftigkeit oder Tod sollte man frühzeitig treffen. Am Anfang können Gespräche in der Familie oder mit engen Vertrauenspersonen stehen, in denen die Beteiligten ihre gegenseitigen Erwartungen, Wünsche und Grenzen diskutieren, wenn ein Familienmitglied hilfs- oder pflegebedürftig werden sollte. Was möchte und darf ich von meinen Angehörigen an Hilfeleistung erwarten? Welche Voraussetzungen müssen dazu erfüllt sein? Wer regelt meine Geschäfte und wer ist für mich da, wenn ich keine eigenen Entscheidungen mehr treffen kann? Sich in gesunden Tagen mit diesen Fragen zu befassen, ist weniger belastend, als im Notfall keine Vorsorge getroffen zu haben.

Hat man für sich selbst und mit den Angehörigen in diesen Fragen Klarheit erzielt, so sind schriftliche Erklärungen sinnvoll. In der Regel wird es sich um einseitige Erklärungen handeln, die jederzeit ohne Begründung widerrufen werden können. Insbesondere bedeutet die Erteilung einer Vollmacht nicht den Verzicht auf das Recht, jederzeit und in allen Angelegenheiten eigene Entscheidungen zu treffen und selbst zu handeln.

Noch oft trifft man auf die Fehlinformation, Ehepartner dürften für den jeweils anderen Partner oder Kinder für ihre alten Eltern Entscheidungen treffen, wenn diese selbst dazu nicht mehr in der Lage sind. Dies ist falsch. Auch Ehepartner und enge Verwandte müssen zur rechtlichen Vertretung eines Angehörigen bevollmächtigt sein.

Pflege- und Betreuungsverträge

Hierbei handelt es sich um Vereinbarungen zwischen mindestens zwei Vertragspartnern, die sich im Falle von Pflege- oder Betreuungsbedürftigkeit Hilfe und Gegenleistungen zusagen. Altenteilsverträge schließen häufig Pflege- und Betreuungsvereinbarungen ein, z. B. das Pflegeversprechen gegen eine Grundbesitzübertragung. Solche Verträge sollte man nicht ohne rechtskundige Beratung abschließen, zum Teil sind sie auch notarpflichtig (siehe 10.1 „Wie viel ist Pflege wert?").

Bestattungs- und Grabpflegeverfügungen

In Absprache mit Angehörigen, durch persönliche Erklärung und/oder in Zusammenarbeit mit Bestattungsinstituten und Friedhofsgärtnern kann man Bestattungs- und Grabpflegeverfügungen treffen. Falls man dies wünscht, kann man seine Bestattung oder die Gestaltung der Grabstätte schon zu Lebzeiten bis ins kleinste Detail festlegen. Wer hinsichtlich der fachgerechten Pflege des Grabes besonders sicher sein will, kann auch eine Treuhandstelle für Dauergrabpflege einschalten, über die in der Regel die Gärtnerinnungen informieren können.

Nachlassvorsorge

Selbstverständlich gehört auch die Nachlassvorsorge, also ein Testament oder ein Erbvertrag, zu den Dingen, die üblicherweise zu regeln sind, wenn nicht die Verwandten nach den Regeln der gesetzlichen Erbfolge erben sollen. Ein Testament ist eine einseitige, jederzeit widerrufbare Willenserklärung, im Gegensatz zu einem Ehegattentestament oder zum Erbvertrag, die zwischen zwei oder mehreren Vertragspartnern geschlossen werden und in aller Regel bindend bleiben. Man kann sich bei Rechtsanwälten und Notaren beraten lassen, sich in Broschüren, die es z. B. bei Kreditinstituten gibt, oder beim Bundesministerium der Justiz (Anhang 6) informieren.

2.2 Vorsorgevollmacht

Eine Vorsorgevollmacht erteilt man für den Fall späterer Krankheit oder Gebrechlichkeit, wenn der Vollmachtgeber dann seine Geschäfte nicht mehr selbst führen kann. Im Internet oder in Broschüren des Bundesministeriums der Justiz (Anhang 6) und der Verbraucherzentralen (Anhang 15) findet man eine Vielzahl von Formulierungsvorschlägen, die man seinen persönlichen Bedürfnissen anpassen kann.

Textbeispiel einer Vorsorgevollmacht

Name _____

Geburtsdatum _____

Anschrift _____

Vorsorgevollmacht

Für den Fall, dass ich in Zukunft durch Krankheit oder Gebrechlichkeit nicht in der Lage bin, meine Geschäfte selbst zu führen oder eigene Entscheidungen zu treffen, bevollmächtige ich hiermit …, im Falle der Verhinderung …, mich in allen Angelegenheiten entsprechend meinen Interessen und zu meinem Wohlergehen uneingeschränkt zu vertreten. Hierzu gehören insbesondere

- alle Entscheidungen meiner Gesundheitssorge und Pflege,
- die Einwilligung oder Verweigerung in sämtliche ärztlichen Untersuchungs- und Behandlungsmaßnahmen, auch wenn diese mit Lebensgefahr oder der Gefahr schwerer oder länger andauernder Gesundheitsschäden verbunden sein könnten. Die Einwilligung zum Unterlassen oder Beenden lebensverlängernder Maßnahmen ist eingeschlossen.
- die Einsicht in Krankenunterlagen und deren Weitergabe an Dritte. Ärzte und nichtärztliches Personal sind insoweit von der Schweigepflicht entbunden.
- die Einwilligung in eine Unterbringung mit freiheitsentziehender Wirkung bzw. in unterbringungsähnliche Maßnahmen, wenn diese zu meinem Wohle unumgänglich sind,

- die Bestimmung meines Aufenthaltes, wenn ich dazu nicht in der Lage bin,
- alle Angelegenheiten meiner häuslichen oder stationären Pflege einschließlich des Abschlusses und der Kündigung von Pflege- oder Heimverträgen,
- im Falle eines dauernden Heimaufenthaltes die Kündigung meines Mietvertrages und die Auflösung meines Haushaltes,
- meine Vertretung gegenüber allen Behörden, Versicherungen und Sozialleistungsträgern,
- meine unbeschränkte Vertretung in allen finanziellen Angelegenheiten einschließlich der Verfügung über mein Vermögen,
- die Entgegennahme und das Öffnen meiner Post,
- meine Vertretung gegenüber Gerichten einschließlich aller Prozesshandlungen,
- die Erteilung von Untervollmachten in einzelnen Angelegenheiten.

Sofern für mich durch das Gericht ein Betreuer bestellt werden muss, soll der Bevollmächtigte mein Betreuer sein.

Hinsichtlich aller finanziellen Angelegenheiten gilt die Vollmacht über meinen Tod hinaus.

Zu meiner Bestattung verfüge ich, … _____

Ort, den … _____

Unterschrift _____

Liegt eine Vorsorgevollmacht vor, so ist eine gerichtliche Betreuung nicht erforderlich (siehe 4.6 „Das Betreuungsrecht"). Es ist deshalb leichter, frühzeitig in guter Verfassung eine Vollmacht zu erteilen, als bei schwerer Krankheit oder Gebrechlichkeit die Angehörigen auch noch mit einem kostenpflichtigen gerichtlichen Betreuungsverfahren zu belasten.

2.3 Betreuungsverfügung

Eine Betreuungsverfügung ist zu empfehlen, wenn keine geeignete Vertrauensperson als Bevollmächtigter zur Verfügung steht. Ein Betreuer kann auch dann erforderlich sein, wenn die Führung der persönlichen Geschäfte Fachwissen erfordert (z. B. Immobilienverwaltung) oder sehr aufwendig ist, aber auch, wenn bei Unstimmigkeiten in der Familie ein familienneutraler Betreuer sinnvoll ist. In einer Betreuungsverfügung legt man schriftlich fest, wen man im Falle der eigenen Hilfebedürftigkeit als Betreuer wünscht und wie die Betreuung zu führen ist. Der Betreuer unterliegt gerichtlicher Kontrolle (siehe 4.6 „Das Betreuungsrecht").

2.4 Patientenverfügung

Viele Menschen befürchten, bei schwerster Krankheit und im Sterben als Mensch entfremdet und einer medizinischen Maschinerie ausgeliefert zu sein. Hieraus entwickelt sich zunehmend das Bedürfnis nach Sicherheit und Kontrolle am Lebensende.

Grundsätzlich ist jedes ärztliche Handeln an die Zustimmung des Patienten gebunden. Ist dieser dazu nicht in der Lage, so muss der Arzt den mutmaßlichen Willen des Patienten beachten, also das, was der Patient vermutlich wollen würde, wenn er sich jetzt äußern könnte. Hierzu gibt die Patientenverfügung wichtige Anhaltspunkte.

In einer Patientenverfügung formuliert man Wünsche und Grenzen der ärztlichen Behandlung für den Fall, dass man keine eigenen Entscheidungen treffen kann. So kann man etwa darum bitten, bei schwerer Krankheit am nahenden Lebensende jede mögliche (schmerz-)lindernde Therapie zu erhalten, auch wenn dadurch als unbeabsichtigte Nebenwirkung der Tod früher eintreten könnte. Oder man verweigert im Falle von dauernder Bewusstlosigkeit oder dauerndem Ausfall lebenswichtiger Körperfunktionen seine Zustimmung zu einer medizinischen Intensivtherapie (Beatmung, Sondenernährung, Flüssigkeitszufuhr) oder Wiederbelebung.

Aber Vorsicht: Ist ein voreilig geforderter Behandlungsabbruch oder -verzicht eine wirkliche Alternative zu menschlicher Nähe, wie sie z. B. in einem Hospiz geboten wird? Weiß man wirklich, was in einem bewusstlosen Menschen vorgeht, was er sich wünschen mag? Muss man vielleicht sogar befürchten, dass die Entscheidung für das Sterbenlassen nicht unter humanen, sondern unter Kostengesichtspunkten erfolgen könnte? Die Deutsche Gesellschaft für Humanes Sterben (Anhang 10) hält deshalb auch den Textentwurf einer Patientenverfügung **für** lebenserhaltende Maßnahmen bereit.

Wichtig sind in einer Patientenverfügung sehr konkrete, persönliche Ausführungen, in denen der Betroffene mit seinen ganz individuellen Vorstellungen und Erfahrungen zu erkennen ist. Formulierungen wie „keine Apparatemedizin" oder „wenn ich kein lebenswertes Leben mehr führen kann ..." sind zu allgemein. Vorgefertigte Formulare sind nur bedingt geeignet, persönliche Wünsche und Einstellungen zu vermitteln, sie können aber als Anregung für einen selbst verfassten Text dienen, der nicht handschriftlich sein muss.

Textbausteine findet man auf den Internetseiten und in Broschüren des Bundesministeriums der Justiz (Anhang 6), der Verbraucherzentrale (Anhang 15), bei der Deutschen Hospizstiftung (Anhang 11) oder beim Deutschen Hospiz- und PalliativVerband (Anhang 12).

Es sollten in der Patientenverfügung Vertrauenspersonen benannt werden, die über die Einhaltung der Patientenverfügung wachen und denen gegenüber der Arzt auskunftsberechtigt ist. Die Unterschrift unter die Patientenverfügung sollte notariell oder behördlich beglaubigt sein. Da sich unsere Meinungen und Einstellungen im Laufe der Zeit ändern können, ist es wichtig, die Gültigkeit der Verfügung etwa alle ein bis zwei Jahre mit einem kurzen datierten Vermerk zu bestätigen.

Seine Wünsche und Einschränkungen für den Fall schwerer Krankheit kann man auch in eine Betreuungsverfügung aufnehmen mit dem Ziel, dass ein gerichtlich bestellter Betreuer ggf. die gewünschten Entscheidungen treffen kann (siehe 2.3 „Betreuungsverfügung").

In einer Patientenverfügung kann man auch Aussagen darüber machen, ob man mit der Entnahme von Organen nach seinem Tod (Organspende) einverstanden ist.

2.5 Zur Wirksamkeit von Willenserklärungen

Alle vorstehend beschriebenen Bevollmächtigungen und Verfügungen sind Rechtsgeschäfte, zu deren Erledigung man geschäftsfähig sein muss, also über eine ausreichende Urteils- und Kritikfähigkeit verfügt. Willenserklärungen eines Geschäftsunfähigen sind nichtig. Eine im Zustand der Geschäftsfähigkeit abgegebene vorsorgende Willenserklärung bleibt jedoch wirksam, wenn man zu einem späteren Zeitpunkt geschäftsunfähig wird. Je nach Formulierung stellt eine Vollmacht einen erheblichen Vertrauensbeweis dar, weil der Vollmachtgeber zu einem späteren Zeitpunkt unter Umständen nicht mehr in der Lage ist, den Bevollmächtigten in seiner Geschäftsführung zu kontrollieren. Auf jeden Fall sollte man die Unterschrift unter einer Vollmacht oder Verfügung behördlich oder notariell beglaubigen lassen.

Oft sind in den Anfangsstadien von dementiellen Veränderungen noch genügend gesunde Anteile, manchmal auch nur zeitweise, vorhanden, die eine eindeutige, bewusste Willenserklärung ermöglichen. Für einen Bevollmächtigten oder Begünstigten kann es jedoch notwendig werden, die Rechtswirksamkeit einer Erklärung zu einem späteren Zeitpunkt nachweisen zu können. Ist die geistige Leistungsfähigkeit eingeschränkt, sollte man sich nicht mit einer Beglaubigung der Unterschrift begnügen, sondern zusätzlich von einem Arzt (z. B. dem Hausarzt) bestätigen lassen, dass eine Erklärung unmissverständlich und in klarer geistiger Verfassung abgegeben worden ist.

In der Auswahl eines Bevollmächtigten ist man frei. Wer das Vertrauen in welchem Maße genießen soll, ist keine Frage von verwandtschaftlichen oder sonstigen Beziehungen. Es gibt keine Rangfolge, und niemand kann verlangen, Bevollmächtigter zu werden.

Die Erteilung einer Vollmacht greift keinen Erbansprüchen vor. Es kann aber sein, dass der Bevollmächtigte nach dem Tod des Vollmachtgebers den Erben gegenüber auskunftspflichtig ist.

3 Information und Beratung

3.1 Informationsquellen

Zur Vorbereitung oder zu Beginn einer Pflegeaufgabe kann man auf vielfältige allgemeine Informationen zurückgreifen. Die Sozialleistungsträger (z. B. Kranken- und Pflegekasse, Sozialamt) haben eine gesetzliche Beratungspflicht. Doch kann es nicht falsch sein, sich mehrere Informationsquellen zu erschließen.

In einer Vielzahl von Büchern, Broschüren und Ratgebern werden die vielfältigen Fragen des Älterwerdens und der Pflege behandelt. Broschüren findet man z. B. bei den Sozialleistungsträgern und bei Organisationen wie der Verbraucherzentrale (Anhang 15). Man kann sie auch auf den Internetseiten oder bei den Öffentlichkeitsreferaten der zuständigen Ministerien anfordern:

- Bundesministerium für Arbeit und Soziales (Anhang 3)
  - Sozialhilfe und Grundsicherung
- Bundesministerium für Familie, Senioren, Frauen und Jugend (Anhang 4)
  - Charta der Rechte hilfe- und pflegebedürftiger Menschen
  - Ambulant betreute Wohngemeinschaften für dementiell erkrankte Menschen
  - Wenn das Altwerden zur Last wird – Suizidprävention im Alter
- Bundesministerium für Gesundheit (Anhang 5)
  - Gesund altern
  - Pflegeversicherung
  - Pflegen Zuhause
  - Wenn das Gedächtnis nachlässt
- Bundesministerium der Justiz (Anhang 6)
  - Betreuungsrecht (enthält auch Vorsorgevollmacht)

- Patientenverfügung
- Erben und Vererben

Darüber hinaus können Landesministerien z. B. über Landespflegegesetze oder Wohnbauförderung (behindertengerechte Wohnraumanpassung) informieren. Die Ministerien findet man im Internet und die Telefonnummern bei der Auskunft.

Schließlich kann man sich mit seinen Informationswünschen auch an das Kuratorium Deutsche Altershilfe (Anhang 14) wenden. Eine eher wissenschaftliche Ausrichtung hat das Deutsche Zentrum für Altersfragen (Anhang 13)

3.2 Alten- und Angehörigenberatung

In Städten und Landkreisen gibt es Beratungsstellen für alte Menschen und ihre Angehörigen. Angesichts der Vielfalt auf dem Sozialmarkt empfiehlt sich eine professionelle Beratung, die trägerübergreifend und unabhängig von wirtschaftlichen Interessen einzelner Anbieter/Unternehmen sein sollte. Im Allgemeinen werden Informationen zu folgenden Themen angeboten:

- allgemeine Lebensberatung
- Angebote zur sozialen Integration, Fahr-, Begleit- und Besuchsdienste
- Inanspruchnahme von Sozialleistungen und sozialen Vergünstigungen
- Organisation, Vermittlung und Finanzierung von häuslichen Hilfen, z. B. Essen auf Rädern, Haushaltshilfen, Pflegedienste, Hausnotruf
- Vermittlung und Finanzierung eines Pflegeheimplatzes einschließlich Tages- und Kurzzeitpflege
- Altersvorsorge, gerichtliche Betreuung
- freiwilliges Engagement Älterer

Wo eine Altenberatungsstelle zu finden ist, wissen meistens die Sozialämter, Pflegekassen und Wohlfahrtsverbände (Anhang 16).

3.3 Pflegeberatung

Ab 2009 haben Versicherte, die Leistungen ihrer Pflegekasse erhalten oder beantragt haben, einen Anspruch auf Pflegeberatung bei der Auswahl und Inanspruchnahme von Sozialleistungen und sonstigen Hilfsangeboten für pflege- und betreuungsbedürftige Menschen. Im Einvernehmen mit dem Hilfesuchenden und allen an der Pflege und Versorgung Beteiligten erstellt der Pflegeberater zeitnah einen individuellen Versorgungsplan. Dieser Plan umfasst alle notwendigen medizinischen, pflegerischen und sozialen Leistungen. Der Pflegeberater leitet die erforderlichen Maßnahmen ein und wirkt auf die Durchführung des Versorgungsplans und die Genehmigung der gesetzlichen Leistungen hin. Auf Wunsch erfolgt die unentgeltliche Pflegeberatung in der häuslichen Umgebung. Zur Pflegeberatung gehören auch Informationen über die Leistungen und Vergütungen der zugelassenen Pflegedienste und -einrichtungen, damit der Pflegebedürftige sein Wahlrecht auf dem Pflegemarkt kompetent ausüben kann. Leistungsanträge an die Pflege- und Krankenversicherung können auch beim Pflegeberater gestellt werden. Dort, wo es Pflegestützpunkte gibt, sind die Pflegeberater den Pflegestützpunkten (siehe 6.1 „Der Pflege- und Sozialmarkt") zugeordnet.

3.4 Wohnberatung

Wohnberatung wird angeboten, damit Selbstständigkeit und Selbstbestimmung in der eigenen Wohnung auch bei Behinderung und Pflegebedürftigkeit möglich bleiben. Wichtig sind z. B.:

- die Lage der Wohnung im Ort und die Einbindung in die Infrastruktur (Geschäfte, öffentliche Verkehrsmittel usw.)
- die Erreichbarkeit der Wohnung im Haus (Eingang, Treppen, Flure)
- die Vermeidung von Unfallgefahren (Haltegriffe und Handläufe, rutschsichere Böden und Stufen, ausreichende Bewegungsflächen, keine losen Teppiche oder Kabel, stabile Möbel, ausreichendes Licht – auch nachts)

- die Anpassung der Wohnung an Behinderung und Pflegebedarf (Erhöhung von Bett und Sitzmöbeln, erreichbare Schränke, mit Rollstuhl unterfahrbare Arbeitsflächen, Türverbreitung, Ausstattung und Umbau von Toilette und Bad)
- der Einsatz von Hilfsmitteln zur Sicherung von Mobilität und Kommunikation und zur Entlastung der Pflegepersonen

Neben diesen Gesichtspunkten einer möglichst barrierefreien Wohnung sind beim Wohnen von Menschen mit Demenz noch folgende Sicherheitsempfehlungen zu berücksichtigen:

- Gas- oder Elektroherd sowie technische Geräte sichern
- Heißwasserbereiter auf niedrige Temperatur einstellen
- Reinigungsmittel, Haushalts- und Gartenchemikalien sowie gefährliche Werkzeuge unerreichbar aufbewahren
- Schlüssel von den Zimmertüren abziehen, auch im Bad, damit sich der Betroffene nicht einschließen kann
- Schränke und Behälter in der erreichbaren räumlichen Umgebung nicht verschließen, damit sich der Betroffene immer wieder orientieren kann
- für helles Licht in der Wohnung sorgen, eine Nachtbeleuchtung zwischen Schlafzimmer und Bad installieren
- Treppen sichern, spiegelnde Flächen vermeiden
- Fenster, Haus- und Balkontüren sichern

Altenberatungsstellen und Pflegekassen informieren, wo Wohnberatungsstellen zu finden sind. In dem Katalog „Komfort und Technik" der Deutschen Gesellschaft für Gerontotechnik (Anhang 9) findet man viele behindertengerechte Produkte für Wohnen, Pflege und Kommunikation.

Zu den Kosten der Wohnraumanpassungsmaßnahmen können unter bestimmten Voraussetzungen Zuschüsse oder Darlehen gewährt werden:

- Ist durch die Pflegekasse bereits eine Pflegestufe festgestellt worden, so kann man unter Berücksichtigung der Belastungsgrenze einen Zuschuss der Pflegekasse bis zu 2557 Euro je Maßnahme erhalten.

- Das Sozialamt kann unter Berücksichtigung von Einkommen und Vermögen des Hilfesuchenden Eingliederungshilfe für Behinderte oder Hilfe zur Pflege leisten. Im Gegensatz zur Pflegekasse sind im Rahmen der Sozialhilfe auch Wohnraumanpassungsmaßnahmen finanzierbar, die der Vermeidung von Pflegebedürftigkeit dienen.
- Im Rahmen der Wohnbauförderung können vom Wohnungseigentümer bei den Wohnungs- oder Bauverwaltungsämtern der Kommunen Mittel der zuständigen Landesministerien für Modernisierungs- oder Anpassungsmaßnahmen – sog. Behindertendarlehen – beantragt werden, sowohl für vermieteten als auch für selbst bewohnten Wohnraum.

3.5   Gesprächskreise für Angehörige

Gesprächskreise für pflegende Angehörige werden z. B. von Pflegekassen, Wohlfahrtsverbänden (Anhang 16), Pflegediensten oder Einrichtungen der Erwachsenenbildung angeboten. Sie werden auch von betroffenen Angehörigen in Selbsthilfegruppen organisiert. Hier treffen sich Partner, Kinder und sonstige nahe Angehörige von Pflegebedürftigen, um Erfahrungen und Informationen auszutauschen. Es tut gut, zu wissen, dass man mit seinen Problemen nicht alleine ist, dass auch andere ihre liebe Last zu tragen haben. Gemeinsame Betroffenheit weckt Verständnis füreinander. Über seine Fragen und Sorgen sprechen zu können und verstanden zu werden entlastet und gibt Sicherheit. Die Teilnahme an einem Gesprächskreis kann sowohl im Vorgriff auf eine bevorstehende als auch zur Bewältigung einer bereits bestehenden Pflegeaufgabe sinnvoll sein. Auch in Pflegeheimen werden zum Teil Gesprächskreise für Angehörige von Heimbewohnern angeboten.

Bevor man einen Gesprächskreis besucht, sollte man sich informieren, was bei den Treffen im Vordergrund steht. Sind es z. B. eher Sachinformationen und die Vermittlung von Krankenpflegekenntnissen oder stehen Fragen der Betreuung eines verwirrten Menschen, der eigenen Abgrenzung und Entlastung oder der zwischenmenschlichen Konflikte in der Pflegebeziehung im Vordergrund? Bei Konflikten in der Pflegebeziehung ist es für den pflegenden Angehörigen wichtig, Gesprächspartner zu finden, die ihm das Gefühl vermitteln, stützend an seiner Seite zu stehen (Anhang 7: Bundesnetzwerk Pflegebegleiter).

Manche Gesprächskreise werden unbefristet angeboten, andere eher als Gruppen für bestimmte Zeit.

Über Gesprächskreise für pflegende Angehörige wissen die Pflegekassen, Pflegedienste und Beratungsstellen am ehesten Bescheid, auch die örtlichen Gruppen des AlzheimerForums (Anhang 1) und der Deutschen Alzheimer Gesellschaft (Anhang 8).

4 Selbstbestimmung und Betreuungsrecht

4.1 Verpflichtung und Verantwortung

Die Freiheit der Person ist unverletzlich und der Volljährige ist für sein Tun und Lassen alleine verantwortlich. Diese Rechtsgrundsätze gelten unverändert auch bei Pflegebedürftigkeit im hohen Lebensalter. Es gibt keine Rechtsvorschrift, die einen Menschen aufgrund einer verwandtschaftlichen Beziehung in die Pflicht nimmt und ihm Verantwortung für einen volljährigen Angehörigen auferlegt. Im Gegenteil: Niemand hat das Recht, sich ungefragt in die Angelegenheiten eines anderen einzumischen oder gar über ihn zu bestimmen. Dies gilt in den Beziehungen zwischen Ehepartnern und zwischen Verwandten genauso wie zwischen Fremden. Kinder haben (rechtlich gesehen) weder das Recht noch die Pflicht, sich in die Angelegenheiten ihrer alten Eltern „einzumischen" – auch dann nicht, wenn sie es gut meinen.

In einer gegenwärtigen Notlage besteht aber die Verpflichtung, einem anderen zu helfen. Dann darf man nicht nur, sondern muss in die Lebenssituation eines anderen eingreifen. Dabei darf man ein geringerwertiges Rechtsgut verletzen, um ein höherwertiges zu schützen, z. B. die Freiheit der Person beschränken, um eine drohende Gesundheitsgefahr abzuwenden. Dies gilt aber nur für eine akute, im Moment bestehende Notsituation, die nicht anders gelöst werden kann. Das Recht und die Pflicht zu einer solchen Geschäftsführung ohne Auftrag haben Verwandte genauso wie alle anderen Menschen.

Verpflichtung und Verantwortung kann man in der Beziehung zu seinen alten Eltern nur freiwillig übernehmen – Söhne wie Töchter. Dies ist z. B. dann der Fall, wenn man sich bereit erklärt hat, als Bevollmächtigter (siehe 2.2 „Vorsorgevollmacht") zu handeln oder wenn man als gerichtlicher Betreuer (siehe 4.6 „Das Betreuungsrecht") bestellt worden ist.

4.2 Haftung

Grundsätzlich muss man für einen Schaden, den man einem anderen zufügt, haften. Dies ist aber nicht der Fall, wenn man an einer krankhaften Störung der Geistestätigkeit leidet, die die freie Willensbildung ausschließt. Fügt man also in einem krankheitsbedingten Verwirrtheitszustand anderen einen Schaden zu (z. B. indem man die Herdplatte anlässt), so ist man für diesen Schaden weder zivilrechtlich noch strafrechtlich verantwortlich. Es sei denn, der Ersatz des Schadens kann aus Billigkeitsgründen, z. B. wenn der Verursacher über erhebliches Vermögen verfügt, erwartet werden.

Erwachsene Kinder haften nicht für ihre (alten) Eltern, da sie ihnen gegenüber nicht aufsichtspflichtig sind. Bestehen aber vertragliche Vereinbarungen (z. B. eine Pflegevereinbarung) oder ist man als Betreuer bestellt oder hat man sich bisher um die Eltern gekümmert (Garantenstellung), so obliegt einem in gewissem Umfang auch die Sorge für die Sicherheit der Betreuten und anderer.

4.3 Auskunftsanspruch

Jeder Mensch, auch der Pflegebedürftige, entscheidet in eigener Verantwortung, wen er über seine persönlichen Angelegenheiten, z. B. seine finanziellen Verhältnisse, informieren will und wen nicht. Hat er eine andere Person bevollmächtigt, seine Geschäfte zu führen, so schließt dies auch das Recht der Auskunftserteilung oder -versagung ein. Deshalb können z. B. die Geschwister eines bevollmächtigten Angehörigen rechtlich nicht beanspruchen, über Mutters oder Vaters wirtschaftliche Verhältnisse informiert zu werden. Bestehen aber begründete Zweifel an einer korrekten Geschäftsführung, so können sich Angehörige an das Vormundschaftsgericht wenden mit dem Ziel, den Bevollmächtigten zu prüfen und ggf. einen gerichtlichen Betreuer zu bestellen.

4.4 Wohnungskündigung

Hilfebedarf oder Pflegebedürftigkeit sind für den Vermieter einer Wohnung keine Gründe, den Mietvertrag zu kündigen. Dies wäre nur denkbar, wenn z. B. eine mangelhafte Versorgungssituation mietvertragswidriges Verhalten zur Folge hätte. In der Praxis der Rechtsprechung hat der Schutz älterer Mieter besonderes Gewicht, insbesondere bei lang andauernden Mietverhältnissen.

Die Wohnung ist der Ort persönlicher Freiheit und Identität. Deshalb dürfen auch Angehörige die Wohnung eines alten, hilfebedürftig gewordenen Menschen nicht einfach kündigen und den Haushalt auflösen. Dazu muss man vom Mieter der Wohnung ausdrücklich bevollmächtigt oder als gerichtlicher Betreuer bestellt sein. Sonst ist eine Kündigung rechtsunwirksam. Selbst der Betreuer bedarf zur Kündigung einer Wohnung einer besonderen gerichtlichen Genehmigung.

Erst recht dürfen eine Kündigung und Haushaltsauflösung nicht im Vorgriff auf eine zu erwartende Heimaufnahme geschehen, wenn sich der alte Mensch z. B. noch im Krankenhaus befindet. Auch wenn der Betroffene aller Voraussicht nach nicht mehr in seine Wohnung zurückkehren kann, muss man mit der Kündigung der Wohnung warten, bis der Umzug ins Pflegeheim stattgefunden hat und der neue Bewohner dort gemeldet ist. Sonst wäre er ohne festen Wohnsitz.

4.5 Freiheit und Zwang

Das Grundgesetz führt aus:

- Jeder hat das Recht auf die freie Entfaltung seiner Persönlichkeit …
- Jeder hat das Recht auf … körperliche Unversehrtheit. Die Freiheit der Person ist unverletzlich.
- Die Freiheit der Person kann nur aufgrund eines förmlichen Gesetzes … beschränkt werden.

Die persönliche Freiheit drückt sich z. B. in der Bewegungs-, Entscheidungs- und Beziehungsfreiheit aus. Freiheit ist auch die

Freiheit, anders zu sein: *vergesslich, störrisch, undankbar*. Dabei soll das Recht insbesondere diejenigen schützen, die selbst nicht aktiv für ihre Interessen eintreten können.

Zwang im rechtlichen Sinne ist nicht nur offene Gewaltanwendung. Zwang ist jeder Eingriff in das Grundrecht der Freiheit und körperlichen Unversehrtheit eines Menschen, dem dieser nicht bewusst zustimmt. Das Recht der freien Selbstbestimmung ist bereits dann verletzt, wenn etwas ohne die Zustimmung eines Menschen mit ihm geschieht, und nicht erst dann, wenn gegen seinen Willen gehandelt wird. Nach dem Gesetz spielt es zunächst keine Rolle, ob ein Mensch von seiner Freiheit vernünftig Gebrauch machen will oder kann. Zwang ist auch dann Zwang, wenn er aus Fürsorge geschieht. Einen anderen Menschen des Gebrauchs der persönlichen Freiheit zu berauben, ist ein Straftatbestand. Es ist z. B. Zwang,

- bei einem unruhigen Heimbewohner ohne seine Zustimmung ein Bettgitter anzubringen,
- einen verwirrten Menschen in der Wohnung einzuschließen, um einkaufen zu gehen,
- bei Weglaufgefahr im Krankenhaus Schuhe und Kleidung wegzunehmen,
- Medikamente ohne Zustimmung des Patienten unter das Essen zu mischen,
- Beruhigungsmittel als Vitamintabletten auszugeben.

In der Betreuung dementiell veränderter Menschen kann es gelegentlich notwendig sein, fürsorglichen Zwang auszuüben. Dabei ist die nach Intensität und Zeit am wenigsten eingreifende Form zu wählen. Zwang darf immer nur als letztes Mittel und auf rechtlich zulässiger Grundlage erfolgen, z. B. als bestellter Betreuer oder in der Ausnahmesituation eines rechtfertigenden Notstandes.

Menschen, von denen aufgrund einer psychischen Störung oder Krankheit eine unmittelbare Gefahr für die öffentliche Sicherheit und Ordnung ausgeht, können nach entsprechenden Ländergesetzen in der Regel von den Ordnungsbehörden in geschlossenen Einrichtungen untergebracht werden.

4.6 Das Betreuungsrecht

Auch wenn zum 1. Januar 1992 das alte Entmündigungs- und Vormundschaftsrecht durch das Betreuungsrecht ersetzt worden ist, halten sich die alten Begriffe hartnäckig in vielen Köpfen. Ein Volljähriger kann heute nicht mehr entmündigt und unter Vormundschaft gestellt werden.

Anders als im alltäglichen Sprachgebrauch ist mit dem Begriff Betreuung nicht die persönliche Fürsorge und Hilfeleistung gemeint, sondern eine Rechtsbetreuung. Der vom Vormundschaftsgericht bestellte Betreuer eines Menschen ist in dieser Position sein gesetzlicher Vertreter.

Auf Antrag des Betroffenen oder von Amts wegen bestellt das Gericht einen Betreuer, wenn ein Volljähriger aufgrund einer psychischen Krankheit oder einer körperlichen, geistigen oder seelischen Behinderung seine Angelegenheiten ganz oder teilweise nicht regeln kann. In dem Betreuungsverfahren ist der Betroffene anzuhören, und seine Wünsche hinsichtlich der Gestaltung der Betreuung und der Auswahl des Betreuers sind zu berücksichtigen. Gegen den freien Willen eines Volljährigen darf ein Betreuer nicht bestellt werden. Ein Betreuer wird auch nicht bestellt, wenn die Angelegenheiten auf andere Weise, z. B. durch einen Bevollmächtigten (siehe 2.2 „Vorsorgevollmacht"), geregelt werden können.

Der Betreuer hat die Betreuung so zu führen, wie es dem Wohl und den Wünschen des Betreuten entspricht. Wichtige Angelegenheiten hat er mit ihm zu besprechen. Die Betreuung darf nur so weit in die Lebenssituation und die Rechte des Betroffenen eingreifen, wie dies erforderlich ist. Bei der Auswahl des Betreuers haben geeignete nahe Angehörige Vorrang vor Fremden. Der Betreuer wird für die notwendigen Aufgabenkreise bestellt, z. B. für:

- die Vermögenssorge (Regelung der finanziellen Angelegenheiten)
- Behördenangelegenheiten
- das Aufenthaltsbestimmungsrecht (z. B. Veranlassung einer Pflegeheimaufnahme)

- die Gesundheitsfürsorge (Entscheidung über ärztliche Behandlung, Einnahme von Medikamenten, Sicherung der Pflege)
- Heimangelegenheiten
- Wohnungsangelegenheiten
- Post- und Fernmeldeangelegenheiten

Der Betreuer – ebenso der Bevollmächtigte – kann in bestimmten Angelegenheiten nicht alleine entscheiden, sondern muss eine gerichtliche Genehmigung einholen, z. B. für:

- schwerwiegende, riskante ärztliche Eingriffe
- Unterbringung und unterbringungsähnliche Maßnahmen
- Kündigung des Mietvertrages und Auflösung der Wohnung
- größere Vermögensentscheidungen
- Abschluss von Miet- und Pachtverträgen

Durch die Bestellung eines Betreuers ist der Betreute zunächst nicht daran gehindert, auch selbst in den beschlossenen Aufgabenkreisen zu handeln, z. B. Geld von seinem Konto zu holen. Soll dies verhindert werden, so muss vom Gericht für den jeweiligen Aufgabenkreis ein Einwilligungsvorbehalt beschlossen werden. Der Betreute kann dann nur noch mit Zustimmung des Betreuers handeln. Ein Einwilligungsvorbehalt ist beim Aufgabenkreis der Aufenthaltsbestimmung erforderlich, wenn eine Heimaufnahme nicht nur ohne die Zustimmung des alten Menschen, sondern (in seltenen Fällen) gegen seinen Willen erfolgen soll.

Halten Angehörige die Bestellung eines Betreuers für einen alten Menschen für erforderlich, so können sie sich unmittelbar schriftlich oder persönlich an das Vormundschaftsgericht (beim zuständigen Amtsgericht) oder an eine Beratungsstelle wenden. Ein förmlicher Antrag muss nicht gestellt werden. Für die Führung einer Betreuung muss der Betreute Gerichtsgebühren bezahlen. Ist er dazu nicht in der Lage, tritt die Staatskasse ein.

Internetinformationen und Broschüren findet man beim Bundesministerium der Justiz (Anhang 6).

4.7 Betreuung und Unterbringung

Eine mit Freiheitsentziehung verbundene (geschlossene) Unterbringung eines Betreuten in einer Anstalt oder Klinik ist nur zu seinem Wohl zulässig,

- wenn die Gefahr besteht, dass er sich selbst tötet oder erheblichen gesundheitlichen Schaden zufügt,
- wenn eine Untersuchung, eine Heilbehandlung oder ein ärztlicher Eingriff nicht anders möglich ist und der Betroffene die Notwendigkeit nicht einsehen kann.

Einer Unterbringung gleichgestellt sind unterbringungsähnliche Maßnahmen. Hierzu gehören alle freiheitsentziehenden Maßnahmen (Zwangsmaßnahmen) in einer Anstalt oder einem Heim, z. B.:

- das Abschließen von Zimmern oder Stationen einschließlich Trickschlösser
- Bewegungseinschränkungen am Stuhl (Steckbrett/Therapietisch) oder am Bett (Bettgitter, Bauchgurt, Hand- und Fußgelenkfesseln)
- medikamentöse Ruhigstellung

Die Unterbringung und die Zustimmung zu unterbringungsähnlichen Maßnahmen durch den Betreuer oder einen Bevollmächtigten sind nur mit ausdrücklicher gerichtlicher Genehmigung zulässig.

5 Gesundheit

5.1 Medikamente gegen das Alter?

Es gibt keine Medikamente gegen das Alter(n). Dennoch versuchen Menschen, negativ empfundene Begleiterscheinungen des Älterwerdens mit Medikamenten (sog. Geriatrika) zu bekämpfen oder ihnen vorzubeugen (Anti-Aging). Oft ist der Nutzen in der Umsatzbilanz des Produzenten größer als die Wirkung beim Konsumenten.

Der Stoffwechsel, also auch die Verarbeitung von Medikamenten im Körper, ist im Alter verlangsamt. Deshalb sind die Dosierung und die Anzahl aller, auch der nicht ärztlich verordneten, Medikamente vorsichtig zu handhaben. Niemand kann wissen, welche Wechselwirkungen bei vier, fünf oder sechs verschiedenen pharmazeutischen Substanzen im Körper entstehen, und dann oft noch in hoher Dosis. Bei gesundheitlichen Störungen und geistigen Beeinträchtigungen muss man deshalb in Betracht ziehen, dass sie auch die Folge unverträglicher Arzneimittel sein können.

Ohne Medikamente pauschal zu verteufeln, sollte man fragen: Ist der Nutzen wirklich größer als die möglichen Nebenwirkungen? Wie gering darf eine Dosierung sein? Kann man vielleicht sogar ausprobieren, ein Mittel wieder abzusetzen? Weniger hilft oft mehr – aber nicht ohne den Arzt.

5.2 Zustimmung zur ärztlichen Behandlung

Jede ärztliche Untersuchung und Behandlung berühren das Selbstbestimmungsrecht des Patienten und sind ein Eingriff in seine körperliche Unversehrtheit. Ein solcher Eingriff verliert seine Rechtswidrigkeit erst durch die Zustimmung des Patienten. Vor größeren (invasiven) ärztlichen Eingriffen muss die Zustimmung schriftlich erfolgen.

Um eine ärztliche Behandlung (hierzu gehört auch die Einnahme von Medikamenten) zu verweigern, muss der Patient nicht geschäftsfähig sein. Es reicht aus, wenn er seinen natürlichen (ablehnenden) Willen äußern kann. Er muss auch nicht einsichtsfähig sein oder seine Ablehnung begründen können. Soll eine Behandlung ohne Zustimmung des Patienten oder sogar gegen seinen Willen erfolgen, so handelt es sich um eine Zwangsmaßnahme (siehe 4.5 „Freiheit und Zwang"), die in jedem Fall der gerichtlichen Genehmigung bedarf (siehe 4.6 „Das Betreuungsrecht"). Es sei denn, eine gegenwärtige Notlage zwingt zu sofortigem Handeln.

5.3   Der Weg zum Nervenarzt

Der Nervenarzt ist ein Facharzt wie viele andere – und doch nicht so ganz. Die Krankheiten, die er behandelt, sind zum Teil mit Ängsten und Vorurteilen behaftet.

Der alte Mensch hat das Recht, nicht zum Nervenarzt zu gehen, und man muss seine Entscheidung respektieren. Man darf aber immer wieder versuchen, ihn doch zu motivieren, ihn sanft anzustoßen. Dabei helfen Vertrauen und Geduld weitaus mehr als Druck. Sätze wie „Dann sieh zu, wer sich um dich kümmert." oder „Dann musst du eben ins Altenheim." belasten die Vertrauensbasis und bauen unnötige Ängste und Barrieren auf.

Verweigert der Hausarzt die Überweisung zum Nervenarzt, so kann man sich als gesetzlich Krankenversicherter auch ohne Überweisung nur mit der Versichertenkarte in fachärztliche Behandlung begeben. Besser ist aber, wenn der Hausarzt die verschiedenen (fach-)ärztlichen Behandlungen koordiniert.

5.4 Nervenkliniken

Nervenkliniken präsentieren sich heute als „normale" Fachkrankenhäuser, oft mit besonderen Abteilungen für ältere Patienten (Gerontopsychiatrie). Die stationäre Behandlung dient häufig dazu, die richtige Medikation für einen Patienten herauszufinden, oder soll ihn vor einer erhöhten Selbstgefährdung schützen. Aufenthalte in der Psychiatrie sind in der Regel auf etwa vier bis sechs Wochen begrenzt. Liegen dann Anzeichen für eine Besserung der Erkrankung vor, kann der Patient unter Umständen ambulant weiterbehandelt werden. Weist die Diagnose auf einen fortschreitenden Abbauprozess hin, so dient die weitere Behandlung überwiegend der Anpassung an das Leben in der Familie oder im Heim. Ein Verbleib in der Nervenklinik für lange Dauer ist die seltene Ausnahme.

In den Kliniken ist man offen für Wünsche und Bedürfnisse der Angehörigen, auch eine Besichtigung ist möglich.

5.5 Gedächtnissprechstunden

Immer mehr Fachkliniken (Memory-Kliniken) oder Fachabteilungen von psychiatrischen Landes- und Universitätskliniken bieten heute gezielte Gedächtnissprechstunden an. Hier ist man auf die Diagnose von Demenzerkrankungen spezialisiert. Auf den Internetseiten des AlzheimerForums (Anhang 1) und der Deutschen Alzheimer Gesellschaft (Anhang 9) findet man ein Verzeichnis der Gedächtnissprechstunden in Deutschland; die örtlichen Gruppen dieser Organisationen verfügen über Erfahrungen mit den Nervenkliniken in ihrer Umgebung.

5.6 Was heißt „Demenz"?

Demenz heißt wörtlich „Weg vom Geist". In der Medizin steht der Begriff für den Verlust früher vorhandener geistiger Leistungsfähigkeit. Der Begriff „senile Demenz" sagt, dass die Störung im Alter auftritt. Das Risiko, an einer Demenz zu erkranken, steigt mit dem hohen Lebensalter deutlich an, auf bis zu

35% bei über 90-Jährigen. In Deutschland leben zurzeit rund 1,2 Millionen Menschen mit mittlerer bis schwerer Demenz bei jährlich 250 000 Neuerkrankungen. Gelingt kein Durchbruch in der Prävention und Behandlung der Demenz, so wird die Zahl der Erkrankten jährlich um 25 000 ansteigen. Etwa 400 000 Demente werden stationär in Heimen betreut.

Die Demenz ist eine schwere und dauerhaft fortschreitende Erkrankung des Gehirns und keine „normale" Alterserscheinung. Die Ursachen der Demenz sind noch längst nicht ausreichend erforscht, man kann sie nicht verhüten und nicht heilen. Die Chancen, den Krankheitsverlauf günstig zu beeinflussen, ihn evtl. zu verlangsamen, sind umso größer, je früher die Krankheit erkannt und behandelt wird. Erste Zeichen einer Demenz können sein,

- wenn ein Mensch im Gegensatz zu früher Schwierigkeiten hat,
  – sich in fremder Umgebung zu orientieren,
  – Entscheidungen zu treffen,
  – gewohnte Tätigkeiten auszuüben,
- wenn sein Interesse an Beruf und Freizeit nachlässt,
- wenn er sich aus Familie und Freundeskreis zurückzieht,
- wenn er kurz zurückliegende Ereignisse vergisst.

Solche Veränderungen sind nicht zwingend der Hinweis auf eine Demenz, aber sie sollten Anlass zu einer genauen fachärztlichen Abklärung sein. So muss geklärt werden, ob nicht andere gut behandelbare Grunderkrankungen zu einer vorübergehenden geistigen Beeinträchtigung (sekundären Demenz) führen. Z. B. kann eine Depression eine Pseudodemenz verursachen. Eine gute fachärztliche Behandlung schließt Fehldiagnosen aus und erleichtert dem Kranken und seinen Angehörigen, mit den Auswirkungen einer Demenz umzugehen.

Die Dauer einer Demenz ist individuell sehr unterschiedlich und kann zwischen drei und mehr als zehn Jahren betragen. Während dieser Zeit verschlimmert sich die zunächst schleichend beginnende Krankheit fortlaufend, das Gehirn kann immer weniger das Erinnern und Denken, das Verhalten, die

Sprache, die Bewegungsabläufe und schließlich die Organfunktionen steuern. Am Ende führt der Abbau des Gehirns zum Tode.

Neben einigen eher seltenen Formen der Demenz gibt es im Alter zwei Haupttypen:

Die Alzheimer-Krankheit (nach dem Psychiater Alois Alzheimer) wird durch einen fortschreitenden Verlust von Nervenzellen hervorgerufen. Dadurch schrumpft das Gehirn um bis zu 20%, und die Strukturen der Hirnoberfläche werden gröber. Außerdem bewirken biochemische Veränderungen Störungen der Informationsübertragung zwischen den Nervenzellen, und es kommt dort zu Eiweißablagerungen, sog. Plaques. Genetische Faktoren führen zu familiären Häufungen der Krankheit. Das Risiko, zu erkranken, wächst, je früher im Lebensalter die Krankheit bei nahen Familienangehörigen aufgetreten ist. Da mit dem Begriff Alzheimer-Krankheit ursprünglich eine (präsenile) Demenz im mittleren Lebensalter beschrieben wurde, wird bei alten Patienten auch von der Demenz vom Alzheimer-Typ (DAT) gesprochen.

Die vaskuläre Demenz entsteht aufgrund geschädigter Blutgefäße im Gehirn, es kommt zu einer Mangeldurchblutung und zum Absterben von Nervenzellen. Es wird auch von einer Multi-Infarkt-Demenz (MID), von Cerebralsklerose oder umgangssprachlich von Verkalkung gesprochen. Diese Demenzform ist mit einem erhöhten Schlaganfallrisiko verbunden.

Demenzen vom Alzheimer-Typ kommen häufiger vor als vaskuläre Demenzen, es gibt auch Mischformen. Welche Art der Demenz vorliegt, ist nur schwer feststellbar, die Krankheitssymptome ähneln sich sehr. Für die konkrete Pflege und Betreuung eines Menschen in der Familie ist die Ursache seiner Demenz von untergeordneter Bedeutung.

Weitere Informationen zum Thema Demenz erhält man beim AlzheimerForum (Anhang 1), bei der Deutschen Alzheimer Gesellschaft (Anhang 8) und beim Bundesministerium für Gesundheit (Anhang 5). Unter *www.altern-in-wuerde.de* können sich Kranke und Angehörige informieren; die Forschungsaktivitäten universitärer Einrichtungen sind unter *www.kompetenznetz-demenzen.de* gebündelt. Eine interessante Schriftenreihe bietet das Kuratorium Deutsche Altershilfe (Anhang 14) als Koordinierungsstelle der Landesinitiative Demenz-Service NRW (www.demenz-service-nrw.de).

5.7 Der Mini-Mental-Status-Test

Ein einfaches, auch in der hausärztlichen Praxis einsetzbares standardisiertes Testverfahren zur Erstbeurteilung einer möglichen Demenz ist der Mini-Mental-Status-Test (MMST). Hierbei werden Fragen zur zeitlichen und räumlichen Orientierung (z. B. welcher Wochentag, welcher Ort) gestellt, die Merk- und Erinnerungsfähigkeit angesprochen (Begriffe behalten) und die Aufmerksamkeit geprüft (von 100 in 7er-Schritten rückwärts zählen). Weiter geht es um Sprachverständnis (Sätze bilden und Anweisungen befolgen) und räumliches Denken (eine geometrische Figur nachzeichnen). Man findet den Test leicht im Internet. (Aber man sollte nicht seine eigenen Angehörigen testen!)

In dem Test kann man max. 30 Punkte erreichen. Bei einer Punktzahl unter 24 bis 26 Punkten liegt ein kognitives Defizit vor. Weniger als 20 Punkte weisen auf eine leichte bis mittlere Demenz hin, weniger als zehn Punkte auf eine schwere Form. Unter anderem von dem Punktergebnis hängt die Auswahl geeigneter Medikamente durch den Arzt ab.

Der Mini-Mental-Status-Test ist kein Instrument zur Früherkennung und gibt keinen Hinweis auf die Form der Demenz. Das Testergebnis ist abhängig von Training und Bildungsstand (z. B. besteht bei Vorliegen eines Hochschulabschlusses schon bei weniger als 28 Punkten Verdacht auf eine kognitive Einschränkung). Ebenso wirken sich sensorische Einschränkungen (sehen, hören), die äußere Umgebung (z. B. im Krankenhaus) und Scham in der Testsituation auf das Testergebnis aus.

Ein anderes Testinstrument ist der Uhrentest. Dabei wird die Aufgabe gestellt, in einen vorgegebenen Kreis die Ziffern der Uhr und anschließend die Zeiger für eine vorgegebene Uhrzeit, z. B. 11.20 Uhr, einzutragen. Dieser Test spricht das räumlich-visuelle und abstrakte Denken an. Je nach Stadium einer Demenz wird das Ergebnis immer unvollständiger.

5.8 Fördernder Umgang mit dementiell veränderten Menschen

Die Umwelt an die Fähigkeiten anpassen

Zur Linderung von Beschwerden und zur Verbesserung der Lebensqualität kommt dem fördernden Umgang eine besondere Bedeutung zu. Ziel sollte es sein, verbliebene Fähigkeiten möglichst lange zu erhalten und das Selbstgefühl der Betroffenen zu stärken. Wichtig ist, dass alle Maßnahmen sich an den vorhandenen Fähigkeiten und Bedürfnissen orientieren, die Lebensgewohnheiten berücksichtigen und jeden Leistungsdruck vermeiden. Da Menschen mit Demenz immer weniger in der Lage sind, sich an ihre Umgebung anzupassen, ist es für ihr Wohlbefinden von großer Bedeutung, dass sich andere einfühlsam auf ihre Beeinträchtigungen einstellen und eine Umwelt gestaltet wird, in der „auffälliges" Verhalten zugelassen und ausgehalten werden kann.

Kein quälendes Training

Das Nachlassen des Gedächtnisses und des Denkvermögens ist durch Training nicht aufzuhalten. Man sollte deshalb darauf verzichten, Fehlleistungen zu korrigieren („Das hast du mir schon dreimal erzählt.") oder Abfrageübungen oder Gehirnjogging durchzuführen. Beides führt dem Betroffenen nur seine Defizite vor und beschämt ihn. Am Anfang können vielleicht Merkzettel oder unauffällig ins Gespräch einfließende Informationen über Tagesereignisse noch helfen. Später sind eine gleichbleibende Umgebung und immer wiederkehrende Rituale, z. B. bei der Körperpflege oder beim Anziehen, hilfreich, um noch bestehende Fähigkeiten möglichst lange zu erhalten. Als „Anker" für positive Erinnerungen können alte Fotos, gerne gehörte Musikstücke, manchmal auch bevorzugte Speisen oder Gerüche dienen.

Unterschiedliche Wirklichkeiten

Bei unangemessenen Handlungen sollte man ruhig bleiben. Aufforderungen an die Logik wie „Denk doch mal nach" oder „Das musst du doch wissen" erreichen einen demenzkranken Menschen nicht mehr. Auch Verkennungen der Wirklichkeit, z. B. die Vorstellung, bestohlen worden zu sein, lassen sich nicht mit Argumenten widerlegen. Der Demenzkranke erlebt die Wirklichkeit auf seine Weise; man sollte ihm seine Sicht lassen und vielleicht nach Ablenkung suchen. Man kann sicher sein, dass sich Menschen mit Demenz keine „Storys" ausdenken, um einen anderen zu beschuldigen oder zu ärgern, aber oft finden sich Erklärungen für Äußerungen oder Verhaltensweisen in der Lebensgeschichte. Diskussionen oder Streitereien über unlogische Dinge helfen weder dem Dementen noch der Betreuungsperson.

Gefühle stehen im Vordergrund

Während das Gedächtnis und der Verstand im Verlaufe einer Demenz nachlassen, bleiben Antriebe und Gefühle sowie die Fähigkeit zu sinnlichem Erleben lange erhalten. Aber es geht die Fähigkeit verloren, Gefühlsreaktionen mit dem Verstand zu kontrollieren. Vielmehr wird der Demente zunehmend von seinen Gefühlen und Gefühlsschwankungen beherrscht – von Angst oder Ärger, aber auch von Freude oder Zuneigung. Man sollte – wenn möglich – alles vermeiden, was negative Gefühle des Kranken zur Folge haben könnte, z. B. Kritik, Überforderung oder unangenehme Situationen. Nicht nur durch Sprache, besser noch durch Mimik, Gestik und Körperkontakt kann man Sicherheit, Zuneigung und Anerkennung vermitteln.

Bewegung und Beschäftigung

Menschen mit Demenz haben häufig einen Drang, sich zu bewegen und zu beschäftigen, und entwickeln ihre ganz eigene Kreativität. Man sollte akzeptieren, dass dabei die Regeln von

Ordnung, Sauberkeit und Ästhetik durchbrochen werden. Schafft man es, sich gemeinsam mit einem dementen Menschen auf sinnliches Erleben, z. B. beim Malen und Musikhören, einzulassen oder seine zweckfreien Handlungen wie Wäschefalten oder Geschirrumherräumen zu akzeptieren, so trägt dies zur Entspannung beim Pflegebedürftigen und dem Pflegenden bei. Besteht ein starker Bewegungsdrang, so ist „Laufenlassen" (begleitet oder in sicherer Umgebung) oft die richtige Lösung. Vielleicht findet man eine Erklärung für die Unruhe oder kann mit dem Angebot einer konkreten Tätigkeit ablenken. Tagsüber sollten Menschen mit Demenz nicht zu viel schlafen und genug Bewegung haben, damit nächtliches Wandern möglichst vermieden wird.

Umgang mit aggressivem Verhalten

Dementielle Veränderungen führen manchmal zu verbal oder physisch aggressivem Verhalten, auch wenn die betroffenen Menschen in gesunden Zeiten gutmütig und friedfertig waren. Die Ursachen für dieses krankheitsbedingte Verhalten können verschieden sein, z. B. Unsicherheit, Überforderung und Furcht in einer Welt, in der sie sich immer weniger zurechtfinden. Oder die „Bedrohung", wenn sie z. B. nicht verstehen können, dass ein Fremder (auch die eigenen Angehörigen können als Fremde erlebt werden) sie ausziehen und waschen will. Bei aggressivem Verhalten eines Dementen sollte man ruhig bleiben und nach Möglichkeiten eine Ablenkung suchen. Streit oder der Versuch, etwas gewaltsam durchzusetzen oder jemanden mit Gewalt festzuhalten, fördern aggressives Verhalten. Auf keinen Fall sollte man sich über den aggressiven Menschen lustig machen oder ihn „bestrafen". Oft kann man herausfinden, bei welchen konkreten Anlässen oder Situationen aggressives Verhalten auftritt.

Auf Sprache achten

Sprache ist das Instrument, mit dem wir uns anderen Menschen mitteilen und selbst schwierige und komplexe Zusammenhänge ausdrücken können. Mehr als andere Ausdrucksformen knüpft Sprache an Verstand und Vernunft an. Bei dementiellen Prozessen sind dies aber die Ebenen, auf denen wir betroffene Menschen immer weniger erreichen, weil sich die Sprachinhalte ihnen nicht mehr erschließen. Andererseits verfügen die Betroffenen über die Erfahrung, dass man auf eine Frage antworten muss (auch wenn sie den Inhalt nicht mehr verstehen), und sie nehmen die Stimmungen, die sich in der Sprache vermitteln, wahr. Man sollte deshalb

- kurze, einfache Sätze verwenden,
- Sprache mit visuellen Informationen verbinden (etwas zeigen),
- keine Fragen stellen, die eine Entscheidung verlangen („Möchtest du Wasser oder Saft?"),
- sich des emotionalen Ausdrucks der Sprache bewusst sein.

Oft kann man sich einem Menschen mit Demenz durch Mimik, Gestik und Körpersprache besser vermitteln. Dazu gehört auch, eine Handlung vorzumachen, anstatt sprachlich dazu aufzufordern.

5.9 Medikamentöse Behandlung der Demenz

Bei der Behandlung einer Demenz werden verschiedene Medikamente eingesetzt.

Antidementiva sind frühzeitig eingesetzt in der Lage, bei Patienten mit leichter bis mittelgradiger Alzheimer-Krankheit die geistige Leistungsfähigkeit und die Alltagskompetenz für eine begrenzte Zeit von bis zu einem Jahr geringfügig zu steigern. Danach erreicht die Krankheit wieder ihr Ausgangsniveau. Antidementiva können in der Folgezeit das Fortschreiten der Krankheit vielleicht noch ein wenig verlangsamen.

Schwere Verhaltensauffälligkeiten als Begleitsymptome der Krankheit können oft nicht anders als durch Medikamente, sog. Neuroleptika, gemildert werden. Dabei greift man heute auf schwach wirkende Präparate zurück. Dennoch müssen sie wegen der Nebenwirkungen mit großer Vorsicht eingesetzt werden.

Anhaltende schwere depressive Verstimmungen können mit Antidepressiva behandelt werden. Da die Wirkung erst nach einigen Wochen und individuell sehr unterschiedlich eintritt, ist die Suche nach einem passenden Medikament nicht leicht. Sie sollte auf jeden Fall in der Hand eines Facharztes sein, der auch mögliche Nebenwirkungen gut einschätzen kann.

Bei vaskulären Demenzen werden auch Medikamente zur Verbesserung der Hirndurchblutung (sog. Nootropika) eingesetzt. Nachweislich wirksam sind sie „nur" bei einer eher kleinen Gruppe von Patienten und meistens nur für eine gewisse Zeit. Oft werden sie nur deshalb verordnet, damit überhaupt etwas getan wird – und sie schaden nicht. Stellt sich im Einzelfall nach einiger Zeit keine erkennbare Wirkung ein, so sollte mit dem Arzt besprochen werden, ob die Mittel nicht wieder abgesetzt werden können.

6 Häusliche Pflege

6.1 Der Pflege- und Sozialmarkt

Die Einführung der Pflegeversicherung im Jahre 1995 und die demografische Entwicklung mit einer ständig steigenden Zahl von Hilfe- und Pflegebedürftigen hat eine Vielzahl von Diensten, Einrichtungen und Anbietern im Bereich der Pflege, Versorgung und Betreuung alter Menschen hervorgebracht. Sie konkurrieren miteinander auf dem arbeitsplatzintensiven und umsatzstarken Pflege- und Sozialmarkt. Nicht mehr Nächstenliebe und selbstlose Hingabe sind die primären Motive, sondern Verkaufsstrategien und Marketingdenken sind in den Sozialbereich eingezogen. Der hilfebedürftige Mensch wird als Kunde umworben. Er kann Pflege- und Versorgungsleistungen bestellen und abbestellen, muss sie aber auch leistungsgerecht bezahlen.

Anbieter auf dem Sozial- und Pflegemarkt sind neben den etablierten Wohlfahrtsverbänden (Anhang 16) unterschiedliche Organisationen und Vereine sowie eine große Zahl privatgewerblicher Pflege- und Servicedienste. Ob ein Träger privat oder öffentlich, Verein oder Verband ist, sagt über die Qualität seiner Dienstleistungen nichts aus.

Die Vielfalt auf dem Sozialmarkt ist für Laien unübersichtlich. Der Pflegebedürftige und seine Familie stehen vor der Aufgabe, für den individuellen Hilfebedarf die richtige Lösung, den passenden Anbieter und die optimale Finanzierung zu finden. Dies geht oft nicht ohne kompetente Beratung (siehe 3.2 „Alten- und Angehörigenberatung" und 3.3 „Pflegeberatung").

Um die Versicherten zu beraten und die Versorgungssysteme zu verzahnen, können ab 2009 in den Bundesländern wohnortnahe Pflegestützpunkte eingerichtet werden. In den Pflegestützpunkten sollen Pflege- und Krankenkassen sowie Alten- und

Sozialhilfe zusammenarbeiten mit dem Ziel, die wohnortnahen gesundheitsfördernden, medizinischen, pflegerischen und sozialen Hilfsangebote unterschiedlicher Träger zu koordinieren. Auch Pflegedienste und -einrichtungen sowie ehrenamtliche Vereinigungen können in den Pflegestützpunkten mitarbeiten.

In den Pflegestützpunkten soll man wettbewerbsneutral Auskunft und Beratung über Sozialleistungen und alle örtlichen Hilfsangebote erhalten. Ob es am Wohnort einen Pflegestützpunkt gibt, weiß die Pflegekasse.

6.2 Pflegedienste

Pflegedienste sind die zentralen Träger der häuslichen Alten- und Krankenpflege. Daneben werden auch hauswirtschaftliche Hilfen, Pflegeanleitung, Verleih von Hilfsmitteln u. a. m. angeboten und überwiegend von hauptamtlichen Mitarbeiter(innen) geleistet.

Während der Vorteil kleiner Pflegedienste oft in einer besonderen Flexibilität und Kundenorientierung besteht, manchmal auch in speziellen fachlichen Schwerpunkten, zeichnen sich große Anbieter häufig durch ein breites Leistungsspektrum aus, das eine „Rundumversorgung" aus einer Hand ermöglicht. Man muss deshalb prüfen, worauf es im konkreten Fall ankommt, und die Anbieter z. B. nach folgenden Kriterien auswählen:

- Gilt der Pflegedienst als seriös?
- Gibt es Informationsmaterial, das man mit den Unterlagen anderer Pflegedienste vergleichen kann? Welche Informationen hat die Pflegekasse?
- Kann der Pflegedienst auch bei wachsendem Hilfebedarf alle erforderlichen Leistungen erbringen?
- Richtet sich der Pflegedienst bei den Einsatzzeiten nach den Wünschen des Pflegebedürftigen?
- Welche Ausbildung hat das eingesetzte Personal?
- Über welche besonderen Qualifikationen verfügt der Pflegedienst im Umgang mit geistig/seelisch veränderten alten Menschen?

- Wie wird gewährleistet, dass das eingesetzte Pflegepersonal nicht zu oft wechselt?
- Sind die Abrechnungsunterlagen und Pflegeaufzeichnungen jederzeit einsehbar?

Auch wenn für den Pflegebedürftigen die Kontinuität der Pflegepersonen wichtig ist, sollte man vor einem Wechsel nicht zurückschrecken, wenn der Dienst den Bedürfnissen des Kunden nicht gerecht wird.

6.3 Nichtpflegerische Hilfen

Neben der pflegerischen Versorgung können weitere Hilfen erforderlich sein, um möglichst selbstständig in der eigenen Wohnung zu leben:

- hauswirtschaftliche Versorgung (Putzen, Waschen, Einkaufen usw.)
- Mobilitätshilfen (Begleitungen, Rollstuhlfahren)
- Erledigungen, Schriftverkehr
- handwerkliche Hilfen im und am Haus (Reparaturen, Rasenmähen, Schneeschippen)
- persönliche Hilfen (Gespräche, Vorlesen, Spiele)

Außer Pflegediensten, die diese Hilfen zum Teil anbieten, gibt es auch eine Vielzahl privater Servicedienste, ehrenamtlicher Hilfsdienste oder Mobiler Sozialer Dienste. Die Dienste arbeiten zum Teil mit hauptamtlichem Personal, aber auch mit Zivildienstleistenden, Mitarbeitern im freiwilligen sozialen Jahr und ehrenamtlichen Helfern.

Werden Leistungen der Pflegekasse gewährt, so können aus diesen Mitteln zum Teil auch hauswirtschaftliche Hilfen finanziert werden. Ansonsten sind die Kosten selbst oder bei Bedarf durch Sozialhilfemittel aufzubringen. Altenberatungsstellen, Pflegeberater und Pflegedienste wissen meistens gut Bescheid, wer welche Serviceleistungen vor Ort anbietet.

6.4 Niederschwellige Betreuungsangebote

Niederschwellige Betreuungsangebote sollen die Situation dementiell veränderter Menschen mit eingeschränkter Alltagskompetenz und einem besonderen Bedarf an Beaufsichtigung und Betreuung im häuslichen Umfeld verbessern und ihre Angehörigen entlasten. Es kann sich sowohl um Einzelbetreuung als auch um Gruppenangebote handeln. Die Angebote müssen behördlich anerkannt werden. Meistens arbeiten bei diesen Angeboten geschulte Laienmitarbeiter unter Anleitung einer Fachkraft. Die Kosten für die Inanspruchnahme liegen bei ca. 7 bis 15 Euro/Stunde.

Einzelbetreuung durch eine Betreuungskraft findet in aller Regel stundenweise im Privatbereich statt. Vorteil ist, dass sich der Betreute nicht an eine neue Umgebung anpassen muss. Im Einzelfall kann je nach Träger auch eine kurzzeitige Ganztags- oder Nachtbetreuung erfolgen.

Häufiger anzutreffen sind Gruppenangebote wie z.B. Demenzcafés. Hier wird den Gästen geselliges Beisammensein, Abwechslung vom Alltag und individuelle Betreuung angeboten. Die Angehörigen sind in dieser Zeit entlastet. Viele ehrenamtliche Mitarbeiter bevorzugen diese Betreuungsform, denn im Gegensatz zur Einzelbetreuung sind sie hierbei nicht auf sich allein gestellt.

Pflegebedürftige mit erheblicher Einschränkung der Alltagskompetenz – auch wenn die Pflegestufe I noch nicht vorliegt – können Betreuungsleistungen bis zu 100 Euro (Grundbetrag) oder bis zu 200 Euro (erhöhter Betrag) monatlich und einen halbjährlichen Beratungsbesuch in Anspruch nehmen. Über die Höhe der zusätzlichen Betreuungsleistungen entscheidet die Pflegekasse auf Empfehlung des MDK (Medizinischer Dienst der Krankenversicherung). In einem Jahr nicht in Anspruch genommene Mittel können in das Folgejahr übertragen werden. Außer für niederschwellige Betreuungsangebote können die zusätzlichen Betreuungsleistungen auch für Tages- und Nachtpflege sowie für Kurzzeitpflege in Anspruch genommen werden.

6.5 Ausländische Pflegekräfte und Haushaltshilfen

Angesichts des Wunsches, zu Hause zu wohnen und gepflegt zu werden, und hoher Heimpflegekosten wächst das Interesse an kostengünstigen Pflegekräften und Haushaltshilfen aus den neuen osteuropäischen EU-Staaten. Dazu sollte man Folgendes wissen:

Bürger der neuen EU-Staaten können sich in Deutschland selbstständig machen und ein Unternehmen, z. B. einen Pflege- oder Servicedienst, gründen. Dazu muss man den Wohnsitz und ein Gewerbe anmelden, eine Krankenversicherung nachweisen und eine Steuernummer beantragen. Das Unternehmen darf ausländische Arbeitnehmer beschäftigen. Werden Pflegefachkräfte eingesetzt, so müssen sie eine den deutschen Anforderungen entsprechende Qualifikation nachweisen. Das Unternehmen muss sich am Markt bewegen und darf nicht nur einen Auftraggeber haben (Scheinselbstständigkeit). Es unterliegt der deutschen Steuer- und Sozialversicherungspflicht.

Auch als Privatperson kann man selbst Arbeitgeber einer ausländischen Pflege- oder Haushaltskraft sein. In diesem Fall ist die Zustimmung zur Beschäftigung bei der Bundesagentur für Arbeit zu beantragen. Die Bundesagentur wird prüfen, ob keine deutschen Arbeitsuchenden zur Verfügung stehen, und die Stelle ausschreiben. Kann man die Pflege- oder Hilfskraft namentlich benennen, so muss man mit einer Bearbeitungszeit von mindestens drei Monaten rechnen, sonst eher noch länger. Auch solche Beschäftigungsverhältnisse sind steuer- und sozialversicherungspflichtig.

Häufiger trifft man auf Unternehmen/Vermittlungsagenturen, z. B. in Polen, die in ihrem Heimatland Arbeitnehmer einstellen und sie zur Arbeitsleistung im Ausland, z. B. in Deutschland, einsetzen. Vertragspartner des Pflegebedürftigen ist das Unternehmen im Ausland, dieses stellt auch die Leistungen in Rechnung. Die Arbeitskräfte sind nach den Bestimmungen des Herkunftslandes steuer- und sozialversicherungspflichtig. In der Praxis bewegen sich solche Einsätze manchmal in einer rechtlichen Grauzone.

Viele Menschen haben schon positive Erfahrungen mit osteuropäischen Pflege- und Haushaltskräften gemacht. Trotzdem sollte man sich davon überzeugen (z. B. beim Ausländeramt oder der Bundesagentur für Arbeit), dass die Beschäftigung legal ist. Im anderen Fall drohen hohe Bußgelder. Ebenfalls ist zu klären, wer für Fehler der eingesetzten Kräfte und deren Folgekosten haftet und ob ausreichende Sprachkenntnisse vorhanden sind.

6.6 Essen auf Rädern

Essen auf Rädern wird in verschiedenen Varianten angeboten, z. B.:

- Lieferung von Tiefkühlkost (z. B. in Wochenkartons) oder gekühlter Kost (als Tagesgericht) zur eigenen Aufbereitung
- werktägliche Lieferung von heißem Essen und Lieferung von (tief-)gekühlter Kost für das Wochenende
- tägliche Lieferung von heißem Essen

Bei den meisten Mahlzeitendiensten kann man aus einer Speisekarte wählen, und es werden Diätkostformen in unterschiedlicher Bandbreite angeboten.

Neben dem Gesichtspunkt, dass das Essen schmeckt und zuverlässig zu angemessener Zeit geliefert wird, ist auch der Service von Bedeutung: Wird das Essen in die Wohnung gebracht? Wird es bei Bedarf essfertig auf dem Teller angerichtet, evtl. das Fleisch klein geschnitten? Kann man dem Dienst zuverlässig einen Hausschlüssel überlassen? Wie oft wechseln die Mitarbeiter(innen)?

Für das Essen auf Rädern muss man mit Kosten von ca. 4 bis 7 Euro rechnen. Hat man ein geringes Einkommen und ist die Versorgung mit Essen notwendig, so kann man beim Sozialamt einen Zuschuss beantragen.

Auch der Lebensmittelhandel führt eine breite Auswahl an Fertiggerichten, und viele Restaurants bieten Menü-Bringdienste an.

Beratungsstellen und Pflegedienste wissen Bescheid, wo man Essen auf Rädern bestellen kann.

6.7 Hausnotruf

Durch den Anschluss an eine Hausnotrufanlage, die über die Telefonleitung geschaltet wird, ist es möglich, aus der Privatwohnung heraus rund um die Uhr Hilfe herbeizurufen. Der Notruf kann von jeder Stelle in der Wohnung, z. B. aus dem Bad, über einen Funkfinger ausgelöst werden. Der Funkfinger wird an einem Band um den Hals getragen. Man muss sich in bestimmten Zeitabständen, z. B. alle 24 Stunden, über eine Bestätigungstaste melden, da sonst automatisch ein Notruf ausgelöst wird.

Der Notruf geht in einer Einsatzzentrale ein. Die Zentrale kann sich mit dem angeschlossenen Teilnehmer verständigen, nach seiner Situation fragen und auf ihn eingehen. Sie hat außerdem Angaben über die erreichbaren Angehörigen, den Hausarzt und andere Kontaktpersonen. Diese können im Notfall von der Zentrale informiert werden. Ein besonderer Service für den Pflegebedürftigen und seine Angehörigen ist es, wenn sich die Einsatzzentrale des Hausnotrufs rund um die Uhr an den eingesetzten Pflegedienst wenden kann.

Das Hausnotrufsystem ist eher für Menschen geeignet, die die Möglichkeiten eines technischen Systems nutzen und im Notfall damit umgehen können. Bei Menschen mit Demenz stößt der Hausnotruf an seine Grenzen.

Die Kosten dieses Dienstes betragen neben einer einmaligen Anschlussgebühr monatlich etwa 20 bis 30 Euro. Liegt eine Pflegestufe vor, so können sie zum Teil von der Pflegekasse oder vom Sozialamt übernommen werden. Pflegedienste und Pflegekassen sowie Beratungsstellen wissen, wo ein Hausnotrufdienst zur Verfügung steht.

6.8 Technische Hilfen

Technische Hilfen können die Selbstständigkeit im Alter unterstützen, Kontakte erleichtern, Mobilität fördern, Sicherheit geben und die Pflegepersonen entlasten. Beispielhaft seien genannt:

- Hilfsmittel für Körperpflege, Kleidung, Haushalt und Küche

- Telefone für Hörbehinderte, Lichtrufanlagen, Gegensprechanlagen
- Gehhilfen und Rollstühle für innen und außen, Treppenlifte
- Haltegriffe, Badewannenlifter, Toilettensitzerhöhungen
- Personenlifter in der Krankenpflege, (elektrisch verstellbare) Krankenbetten, Wechseldruckmatratzen

Nach technischen Hilfsmitteln kann man sich z. B. erkundigen bei:

- Rehabilitationsberatern der Kranken- und Pflegekassen
- ambulanten Pflegediensten, die meist praxiserfahren sind
- Sanitätshäusern und Orthopädiefachgeschäften
- Rehabilitationsstationen oder -krankenhäusern
- Vereinigungen und Selbsthilfegruppen von Behinderten

Als weitere Ansprechpartner sind zu nennen:

- Bundesarbeitsgemeinschaft Hilfen für Behinderte (Anhang 2)
- Deutsche Gesellschaft für Gerontotechnik (Anhang 9)

In vielen Fällen übernehmen Kranken- und Pflegekassen die Kosten ganz oder teilweise. Stehen für Eigenanteile keine finanziellen Mittel zur Verfügung, so kommen die Sozialhilfeträger in Betracht.

6.9 Pflegeartikel bei Inkontinenz

Mit dem Begriff Inkontinenz wird die Unfähigkeit bezeichnet, die Blasen- und Darmentleerung sicher zu kontrollieren. Dabei handelt es sich immer noch um ein Tabuthema, über das man selbst mit seinem Arzt nicht gerne spricht. Auch im Alter muss Inkontinenz kein unabänderliches Schicksal sein; eine genaue fachärztliche Abklärung, z. B. beim Urologen, ist auf jeden Fall ratsam.

Inkontinenz ist durch eine breite Palette verschiedener Hilfsmittel (Einlagen, Windeln, Kondomurinale usw.) gut zu beherrschen. Ärztlich verordnet – auch als Dauerrezept –, werden die Kosten dieser Hilfsmittel dann von der Krankenkasse übernommen, wenn sie zur Teilnahme am täglichen Leben (z. B. zum Verlassen der Wohnung) erforderlich sind. Der Versicherte muss eine Zuzahlung leisten. Dienen die Hilfsmittel vorrangig der Erleichterung der Pflege, so ist die Pflegekasse zuständig. In diesem Fall sind die Leistungen auf 31 Euro im Monat begrenzt.

Die ärztliche Verordnung wird der Kranken- oder Pflegekasse vorgelegt, die dann die Inkontinenzprodukte durch einen ihrer Vertragspartner an den Versicherten ausliefern lässt. Änderungen hinsichtlich Art oder Menge der Hilfsmittel können oft direkt mit der Kranken- oder Pflegekasse abgesprochen werden.

Sanitätshäuser und Apotheken können über die verschiedenen Arten der Inkontinenzhilfsmittel informieren. Müssen die Kosten selbst getragen werden, so wissen die Pflegedienste oft, wo man die Produkte günstig bekommt.

6.10 Behandlungspflege

Hierunter versteht man medizinische Verrichtungen, die als eigentlich ärztliche Leistungen an Pflegefachkräfte delegiert werden und die zur Sicherung des Ziels der ärztlichen Behandlung erforderlich sind. Dazu gehören z. B.:

- Spritzen setzen
- Versorgung von offenen Druckgeschwüren (Dekubitus)
- Blasenkatheter- und Stomaversorgung
- Verbandwechsel
- Anlegen von Kompressionsstrümpfen

Für die Gewährung von ärztlich verordneter medizinischer Behandlungspflege sind die Krankenkassen zuständig. Die Pflegedienste, die einen Versorgungsvertrag mit den Krankenkassen haben, rechnen unmittelbar mit der Kasse ab. Einfache Behandlungspflege, z. B. Medikamentengabe und Einreibungen, erfolgt im Rahmen der Grundpflege.

Eine weitere Leistung der Krankenkasse im Pflegebereich ist die häusliche Krankenpflege (Grund- und Behandlungspflege) zur Vermeidung oder Verkürzung eines sonst notwendigen Krankenhausaufenthaltes. Diese Leistung ist z.B. denkbar, wenn ein pflegender Angehöriger eine notwendige Krankenhausbehandlung nicht in Anspruch nimmt, um eine dementiell veränderte Person im Haushalt weiter betreuen zu können. Die Leistung kann für bis zu 28 Tage im Jahr gewährt werden.

Beide vorstehenden Leistungen können parallel neben den Leistungen der Pflegeversicherung gewährt werden.

6.11 Pflegezeit nach dem Pflegezeitgesetz

Ab Juli 2008 soll das neue Pflegezeitgesetz die Vereinbarkeit von Beruf und häuslicher Pflege naher Angehöriger verbessern und gibt zwei Varianten vor.

Bei akut auftretenden Pflegesituationen haben Beschäftigte das Recht, bis zu zehn Tage der Arbeit fernzubleiben und die erforderliche Pflege zu organisieren oder selbst zu leisten. Die Arbeitsverhinderung ist dem Arbeitgeber unverzüglich mitzuteilen und auf Verlangen ärztlich zu belegen. Nur wenn dies gesetzlich vorgeschrieben oder vereinbart ist, muss der Arbeitgeber die Vergütung weiterzahlen.

Bei längerem Pflegebedarf naher Angehöriger in häuslicher Umgebung können Beschäftigte bis zu sechs Monate Pflegezeit (ohne Einkommensausgleich) in Anspruch nehmen und sich vollständig oder teilweise von der Arbeitsleistung freistellen lassen. Der Pflegebedarf ist durch eine Bescheinigung der Pflegekasse oder des Medizinischen Dienstes der Krankenversicherung nachzuweisen.

Spätestens zehn Arbeitstage vor der gewünschten Pflegezeit muss man dies dem Arbeitgeber unter Angabe des geplanten Zeitraumes schriftlich ankündigen. Bei teilweiser Freistellung haben Arbeitgeber und Arbeitnehmer eine schriftliche Vereinbarung über die Verringerung und Verteilung der Arbeitszeit zu treffen.

Wird Pflegezeit zunächst für einen kürzeren Zeitraum als sechs Monate in Anspruch genommen, so kann sie mit Zustimmung des Arbeitgebers bis zur Höchstdauer verlängert werden. Endet der Pflegebedarf früher als erwartet, so endet die Pflegezeit vier Wochen danach. Der Arbeitgeber ist unverzüglich zu unterrichten. Der Anspruch auf sechs Monate Pflegezeit besteht nur gegenüber Arbeitgebern mit mehr als 15 Beschäftigten.

Der Arbeitnehmer in Pflegezeit hat besonderen Kündigungsschutz und ist sozialversichert.

7 Tages- und Nachtpflege (teilstationäre Pflege)

Tagespflege gewährleistet die Versorgung eines alten Menschen tagsüber, an einigen oder allen Wochentagen/Werktagen. Tagespflege ergänzt und stärkt die zu den übrigen Zeiten in der eigenen Häuslichkeit sichergestellte Pflege und Versorgung. Sie dient der Aufrechterhaltung einer relativen Selbstständigkeit des alten Menschen, seiner Aktivierung und Rehabilitation sowie der Entlastung der Angehörigen. In der Regel findet man separate Tagespflegehäuser, manchmal ist die Tagespflege auch einem Pflegeheim oder einer betreuten Wohnanlage angegliedert.

In zeitlicher Umkehrung dient (die nicht weit verbreitete) Nachtpflege ähnlichen Zielen, und zwar für Menschen, die tagsüber zu Hause sind und nachts einer besonderen Betreuung bedürfen.

Da der tägliche Besuch der Einrichtung relative Mobilität des Pflegebedürftigen voraussetzt, eignet sich Tagespflege weniger für Menschen, die körperlich schwer pflegebedürftig, z. B. bettlägerig, sind. Meistens trifft man in der Tagespflege mobile Menschen mit geistig/seelischen Veränderungen an. Der notwendige Fahrdienst wird in der Regel von der Tagespflegeeinrichtung, manchmal auch von Angehörigen des Betreuten sichergestellt.

Die Kosten der Tagespflege gliedern sich in pflegebedingte Aufwendungen, Verpflegung und Investitionskostenanteil und liegen je nach Pflegestufe bei tgl. 50 bis 70 Euro. Zusätzlich müssen die Fahrtkosten je nach Entfernung und Beförderungsbedarf (z. B. im Rollstuhl) mit tgl. 10 bis 20 Euro veranschlagt werden.

Ist Tagespflege erforderlich, so trägt die Pflegekasse einen Kostenbeitrag einschließlich Fahrtkosten von monatlich bis zu

- Pflegestufe I   420 Euro
- Pflegestufe II   980 Euro
- Pflegestufe III   1470 Euro

Leistungen der Tagespflege sind mit Pflegesachleistung und Pflegegeld kombinierbar, wobei unter bestimmten Voraussetzungen eine Kürzung von Pflegesachleistung oder Pflegegeld erfolgen kann.

Reichen die Leistungen der Pflegekasse zur Finanzierung der Tagespflege nicht aus, so sollte man sich beim Sozialamt beraten lassen, ob im Rahmen der Sozialhilfe eine ergänzende Kostenübernahme möglich ist. Dabei wird neben den Kosten der Tagespflege auch der weitere private Haushaltungsbedarf berücksichtigt.

Die Altenberatungsstellen, Pflegeberater und Pflegedienste wissen in der Regel Bescheid, wo Tages- oder Nachtpflege angeboten wird.

8 Verhinderungs- und Kurzzeitpflege

Verhinderungspflege kommt bei Abwesenheit der Pflegeperson, z. B. bei Urlaub oder Krankheit, in Betracht. Voraussetzung für diese Leistung ist, dass durch die Pflegekasse vorher eine Pflegestufe festgestellt und mindestens sechs Monate häusliche Pflege (auch ohne Pflegestufe) geleistet worden ist.

Primär findet Verhinderungspflege in der häuslichen Umgebung des Pflegebedürftigen oder in einer anderen Privatwohnung statt. Die Pflegekasse finanziert die Verhinderungspflege mit bis zu 1470 Euro für max. 28 Tage im Jahr. Wird die Pflege durch einen nahen Angehörigen oder durch ein Haushaltsmitglied geleistet, so besteht nur Anspruch auf das Pflegegeld und ggf. den Ersatz notwendiger Aufwendungen, z. B. Fahrtkosten.

Verhinderungspflege kann auch als „Kurzzeitpflege" in einem Pflegeheim erfolgen. Die Leistungen der Pflegeversicherung sind die gleichen; liegen die Voraussetzungen vor, kann auch Sozialhilfe gewährt werden.

Kurzzeitpflege in einem Pflegeheim kann aus zwei Gründen erforderlich sein:

- nach einem Krankenhausaufenthalt zur Stabilisierung und zur Abklärung des weiteren Hilfebedarfs
- in sonstigen Krisensituationen, in denen häusliche Pflege nicht möglich oder nicht ausreichend ist

Bei der Kurzzeitpflege betragen die Leistungen der Pflegekasse bis zu 1470 Euro für 28 Tage im Jahr. Auch hier kann bei Bedarf Sozialhilfe gewährt werden.

Es gibt separate Kurzzeitpflegeheime, aber auch viele Pflegeheime bieten Kurzzeitpflegeplätze an. Die Kosten liegen von Heim zu Heim und nach Pflegestufe unterschiedlich etwa zwischen 80 und 130 Euro täglich.

Die Kostenübernahme muss vor dem Kurzzeitpflegeaufenthalt bei der Pflegekasse beantragt werden. Vorher erfolgt – unter Umständen noch im Krankenhaus – eine Begutachtung durch den MDK (siehe 10.6 „Das Gutachten des MDK"). Bei der Suche nach einem Kurzzeitpflegeplatz und den erforderlichen Anträgen sind die Alten- und Pflegeberatungsstellen oder der Sozialdienst des Krankenhauses behilflich.

Verhinderungs- und Kurzzeitpflege können innerhalb eines Jahres in vollem Umfang nebeneinander in Anspruch genommen und sogar aneinandergekoppelt werden.

Verhinderungs- und Kurzzeitpflege können auch zeitlich gesplittet werden (z. B. 2 x 2 Wochen), und die volle Leistung kann unter bestimmten Voraussetzungen auch für einen kürzeren Zeitraum als 28 Tage in Anspruch genommen werden.

Die Feststellung der Pflegekasse über den Hilfebedarf ist auch Grundlage für das zuständige Sozialamt. Hier kann mit besonderer Begründung auch die Kostenübernahme für einen Aufenthalt über 28 Tage hinaus beantragt werden. Das Sozialamt stellt fest, welcher Eigenanteil dem Hilfesuchenden zuzumuten ist (er muss ja auch weiterhin seine Miete und sonstige Fixkosten tragen) und übernimmt evtl. verbleibende ungedeckte Kosten. Sozialhilfe muss – zumindest formlos – vor dem Kurzzeitpflegeaufenthalt beantragt werden.

Die pflegenden Angehörigen müssen die Kosten der Verhinderungs- oder Kurzzeitpflege nicht selbst tragen, auch dann nicht, wenn sie der eigenen Entlastung dient. Allenfalls können sie vom Sozialamt, wie bei jeder Sozialhilfeleistung, zu Unterhaltszahlungen herangezogen werden.

9 Stationäre Pflege

9.1 Das „richtige" Pflegeheim

Die früheren Unterschiede zwischen Altenheimen und Pflegeheimen bestehen nicht mehr; in den heutigen Heimen stehen Wohnen und Pflege gleichrangig nebeneinander. Da die häusliche Versorgung in den vergangenen Jahren stetig ausgebaut worden ist und bei der Pflegeversicherung „ambulant vor stationär" gilt, ziehen fast nur noch pflegebedürftige Menschen in die Heime ein, so dass heute nur noch von Pflegeheimen gesprochen werden kann. Ein- und Zweibettzimmer sind die Regel.

Der Umzug ins Pflegeheim muss nicht „die letzte Lösung" sein. Für viele Menschen mit Demenz kann ein gutes Heim gegenüber der Privatwohnung die bessere, bedürfnisgerechtere Umgebung sein. Pflegekräfte, die einen Arbeitstag lang kompetent und engagiert mit verwirrten Menschen umgehen und danach im Privatleben Abstand finden, sind weniger belastet als eine rund um die Uhr tagaus, tagein pflegende Familie. Unter der ständigen Überforderung von pflegenden Familienangehörigen, verbunden mit der Gefahr unangemessener und gewalttätiger Handlungen, leidet auch und ganz besonders der pflegebedürftige Mensch. Oft hat er mehr von Angehörigen, die ihn, sooft sie wollen, entspannt im Pflegeheim besuchen.

Im Heim können gute, aber auch schwierige Kontakte zu anderen Demenzkranken entstehen. Mittlerweile ist in den meisten Heimen die Mehrzahl der Bewohner dementiell verändert oder psychisch krank, so dass für sie in vielen Einrichtungen besondere Förder- und Betreuungskonzepte bestehen.

Pflegeheime sind komplexe Einrichtungen, in denen vielfältige Aufgaben von unterschiedlichen Berufsgruppen wahrgenommen werden. Wodurch ein Pflegeheim für den Einzelnen „richtig" im Sinne von „gut" ist, lässt sich nicht so einfach beantworten. Man wird kein Heim ohne Schwachpunkte finden, aber auch viele mit hoher Kompetenz. Deshalb kommt es darauf an, abzuwägen und sich ein eigenes Bild zu machen: Ist ein Neubau wichtig mit geräumigen Zimmern und modernem Komfort? Oder lieber ein altes Gemäuer, in dem man bauliche Schwächen zugunsten einer guten Atmosphäre akzeptiert? Ist die blütenweiße Dienstbekleidung des Personals Ausdruck von hygienisch einwandfreier Krankenpflege, oder lassen Mitarbeiter(innen) in Jeans auch mal „fünf gerade sein"? Findet man die Ordnung und Gediegenheit eines Hotels oder ein „liebenswertes Chaos" vor? Gut ist immer ein Pflegeheim, das sich in die Karten gucken lässt, dessen „Philosophie" oder religiöse Orientierung man unaufdringlich spüren kann und dessen Beschäftigte sich Zeit nehmen und bereitwillig Auskunft geben.

Nicht der Angehörige, sondern der dementiell veränderte Pflegebedürftige muss sich in dem Pflegeheim wohl fühlen. Angehörige neigen dazu, Heime nach ihren Maßstäben von Ordnung und Sauberkeit, Architektur und Komfort zu beurteilen. Dies sind aber selten die Maßstäbe, die den besonderen Bedürfnissen Demenzkranker gerecht werden. Selbst die schönsten Tischdecken verführen zum „Wäschefalten" und der Blumenschmuck auf Tischen und Fensterbänken zum „Zerpflücken oder Umtopfen".

Es sind eher sinnlich stimulierende Materialien, die zum Fühlen, Riechen, Schmecken und zum Spielen, zum zweckfreien Tun, anregen und auf diese Weise zu einer bedürfnisgerechten Lebenswelt beitragen. Auch der Kontakt zu Tieren im Heim kann die Sinne und Gefühle dementiell veränderter Menschen ansprechen und zu ihrem Wohlbefinden beitragen.

9.2 Checkliste zur Heimauswahl

Lage

- Ist das Heim für Besucher (Familie, Bekannte) gut zu erreichen? Soll es lieber in der Nähe der Angehörigen oder am alten Wohnort des Betroffenen sein?

- Wo befindet sich das Heim im Ort? Sind Geschäfte, Cafés usw. gut zu erreichen?

Gebäude

- Welchen Charakter vermittelt das Gebäude? Hotel, Klinik, Wohnhaus? Abgeschottet oder offen und einladend?
- Wie viele Bewohner leben in dem Heim? (Heime über 100 Plätze sind oft unpersönlich und unübersichtlich.)
- Gibt es einen geschützten Außenbereich, z. B. einen Garten oder Park?
- Wirkt der Innenbereich nüchtern und funktional oder vermittelt er Wärme und Atmosphäre?
- Wie groß ist die Chance auf ein Einzelzimmer? Kann das Zimmer individuell eingerichtet und farblich gestaltet werden?
- Gibt es Gemeinschaftsräume? Wirken diese Räume wohnlich und benutzt? Gibt es Rückzugs- und Ruheräume?

Kosten und Leistungen

- Wie hoch ist der Pflegesatz? Sind die Pflegesätze von den Pflegekassen und dem Sozialhilfeträger anerkannt?
- Welche Leistungen sind im Pflegesatz enthalten (z. B. Toilettenartikel, Getränke, Begleitung zum Arzt)?
- Welche Serviceleistungen werden angeboten (Fußpflege, Friseur, Therapie)?

Verpflegung

- Wird das Essen im Haus zubereitet oder geliefert?
- Wie wird das Essen serviert? Gibt es Wahlmöglichkeiten? Wann sind die Essenszeiten?
- Werden in ausreichendem Maße Zwischenmahlzeiten angeboten? Stehen dafür Kühlschränke zur Selbstbedienung durch die Bewohner zur Verfügung?

Soziale Betreuung

- Setzt das Heim Betreuungsschwerpunkte, z. B. für Menschen mit Demenz?
- Prägen große Wohnbereiche (Stationen) oder kleine Wohngruppen das Bild?
- Befinden sich Bezugspersonen im Blickfeld der Bewohner, und sind sie jederzeit ansprechbar?
- Welche Angebote gibt es – im Haus und außer Haus? Gibt es einen Veranstaltungsplan? Können Bewohner Interessen und Hobbys weiterpflegen?
- Wie aktiv ist der Heimbeirat? Werden Angehörige in Fragen des Heimlebens einbezogen?
- Sind Haustiere erlaubt? Gibt es Heimtiere?

Pflege

- Für wie viele Bewohner ist ein Pflegeteam zuständig?
- Gibt es eine Bezugspflegekraft, die für den einzelnen Bewohner verantwortlich ist?
- Wie kooperativ sind die Pflegekräfte? Wird der Pflegeplan mit den Angehörigen besprochen? Werden die Angehörigen auf dem Laufenden gehalten?
- Wirken die Bewohner gepflegt (Haare, Fingernägel etc.)?
- Wie geht man mit Beschwerden um?

Allgemeiner Eindruck

- Wie ist der erste Eindruck von Eingangsbereich, Fluren und Zimmer?
- Riecht es angenehm?
- Sind die Mitarbeiter präsent oder muss man sie suchen?
- Verhalten sich die Mitarbeiter entgegenkommend?

9.3 Anmeldung und Umzug ins Pflegeheim

Manche Menschen meinen, man müsse sich auf Jahre im Voraus in einem Heim anmelden. Dies ist in der Regel nicht erforderlich, es sei denn, man will sich in einem Altenwohnstift einkaufen. Trotzdem ist man nicht schlecht beraten, sich auf dem Markt der Heime zu informieren und dies nicht erst dann, wenn der „Ernstfall" eingetreten ist. Gelegentlich werden Informationsveranstaltungen, Tage der Offenen Tür o. Ä. angeboten, wo man sich zum Thema Pflegeheim informieren kann.

Die Heimanmeldung selbst ist aber erst zu empfehlen, wenn sich in einer absehbaren Zeit von einigen Monaten die Notwendigkeit einer Heimaufnahme andeutet. Der Anmeldung zur Heimaufnahme liegt zunächst die persönliche Entscheidung des Bewerbers, des zukünftigen Bewohners, zugrunde. Eine Heimanmeldung ohne die Zustimmung des Bewerbers ist nur im Rahmen einer früher gegebenen Vollmacht (siehe 2.2 „Vorsorgevollmacht") oder einer gerichtlichen Betreuung (siehe 4.6 „Das Betreuungsrecht") möglich, denn die Heimaufnahme selbst ist nur unter diesen Voraussetzungen zulässig. Der zukünftige Bewohner sollte das Heim vorab kennen lernen und die Mitarbeiter des Hauses ihn. Vielleicht kann der Interessent schon mal an Veranstaltungen im Heim teilnehmen und Atmosphäre schnuppern.

Leider müssen viele Heimaufnahmen unmittelbar nach einem Krankenhausaufenthalt oder wegen einer plötzlichen schweren Erkrankung der Pflegebedürftigen oder der Pflegenden erfolgen. Auch bei dringend notwendigen Heimaufnahmen muss der zukünftige Bewohner zustimmen.

Stellt sich heraus, dass das ausgewählte Heim nicht die Erwartungen erfüllt, oder ist man unter zeitlichem Druck zunächst in ein Heim gezogen, in dem gerade ein Platz frei war, so sind später immer noch die Kündigung des Heimvertrages und ein Umzug von Heim zu Heim möglich.

9.4 Wer bezahlt das Pflegeheim?

Die Kosten für einen Heimplatz setzen sich zusammen aus:

- den pflegebedingten Aufwendungen
- den Kosten für Unterkunft und Verpflegung (sog. Hotelkosten)
- den Investitionskosten

Zu den pflegebedingten Aufwendungen leistet die Pflegekasse entsprechend der Pflegestufe einen begrenzten (gedeckelten) Kostenbeitrag (siehe 10.5 „Pflegestufen und Leistungen in der Pflegeversicherung"). Voraussetzung dafür ist, dass die Pflegekasse neben der Pflegestufe die Notwendigkeit der vollstationären Dauerpflege festgestellt hat. In der Regel wird dazu ein MDK-Gutachten (siehe 10.6 „Das Gutachten des MDK") erstellt. Die Feststellungen der Heimpflegenotwendigkeit und der Pflegestufe werden schriftlich mitgeteilt.

Die Kosten für Unterkunft und Verpflegung (sog. Hotelkosten) sind mit etwa 25 bis 30 Euro täglich zu veranschlagen und müssen vom Heimbewohner aus eigenen Mitteln getragen werden. Zusätzlich muss man noch einen persönlichen Barbetrag (früher sagte man Taschengeld) veranschlagen.

Die Investitionskosten, je nach Alter des Hauses ca. 10 bis 20 Euro tgl., dienen der Sicherung der pflegerischen Infrastruktur. Diese ist nach dem Pflegeversicherungsgesetz Sache der Bundesländer, es herrschen deshalb von Land zu Land unterschiedliche Regelungen. Zum Teil werden die Investitionskosten zunächst den Bewohnern in Rechnung gestellt, die ihrerseits unter bestimmten Voraussetzungen Ansprüche auf öffentliche Unterstützung haben, z. B. in Nordrhein-Westfalen auf ein Pflegewohngeld.

Der Heimbewohner muss aber auch die durch die Pflegekasse nicht gedeckten pflegebedingten Aufwendungen und unter Umständen einen Beitrag zu den Investitionskosten tragen. Bei Heimkosten von monatlich insgesamt ca. 2500 bis 4000 Euro je nach Pflegestufe können nach Abzug der Leistungen der Pflegekasse und möglicher Investitionshilfen etwa 1200 bis 2500 Euro als Eigenanteil verbleiben, der zunächst aus Einkommen und Vermögen zu bezahlen ist. Selbst höhere finanzielle Rücklagen können so schnell erschöpft sein.

Reichen alle eigenen Finanzquellen nicht aus, um den Eigenanteil zu bezahlen, so muss man Sozialhilfe in Anspruch nehmen. Das Sozialamt prüft anhand der Feststellungen der Pflegekasse die Notwendigkeit der stationären Pflege. Liegen auch die finanziellen Voraussetzungen für Sozialhilfeleistungen vor, so wird der nicht durch eigene Mittel gedeckte Eigenanteil vom Sozialamt übernommen und dem Bewohner zusätzlich ein persönlicher Barbetrag von gut 90 Euro zur Verfügung gestellt. Im Falle der Sozialhilfegewährung wird auch geprüft, ob die leiblichen Kinder zu Unterhaltszahlungen in der Lage sind. Gerade dies ist für viele ältere Menschen sehr belastend („Die Kinder müssen für mich aufkommen"), aber im Sozialhilfeverfahren unumgänglich.

9.5 Alternativen zum Pflegeheim

Man kann nicht wegdiskutieren, dass das Leben im Pflegeheim mit Einbußen an Unabhängigkeit und Privatheit verbunden ist. Auch dann, wenn sich gute Heime darum bemühen, dass die Wünsche und Bedürfnisse der Bewohner gegenüber Sparzwängen, bürokratischen Auflagen und geregelten Betriebsabläufen nicht unter die Räder kommen.

Um eine Heimaufnahme zu umgehen, denken viele an *Betreutes Wohnen*. Aber: Diese Wohnform kann die in sie gesetzten Erwartungen nach einer weit reichenden Pflege und Betreuung, z. B. bei Demenz, nicht immer erfüllen.

Der Begriff „Betreutes Wohnen" ist weder geschützt noch verbindlich definiert. So findet man gute und schlechte Angebote, viel oder wenig Betreuung, angemessene oder völlig überzogene Kosten. Man muss sich genau informieren. Erst seit kurzer Zeit können sich Einrichtungen des Betreuten Wohnens freiwillig zertifizieren lassen – ein Stück Qualitätssicherheit. Aber die Garantie, in betreuten Wohneinrichtungen bleiben zu können und nicht ins Heim umziehen zu müssen, gibt es kaum. Je nach Betreuungsintensität kann dies früher oder später doch erforderlich werden.

Fundierte Informationen zum Thema Betreutes Wohnen erhält man auf den Internetseiten oder in Broschüren der Verbraucherzentrale (Anhang 15); Altenberatungsstellen kennen die örtlichen Angebote.

Ambulant betreute Wohngemeinschaften sind ein neueres, noch nicht sehr weit verbreitetes Modell der Betreuung und Pflege (vorrangig) von Menschen mit Demenz. Acht bis zehn Menschen leben familienähnlich in einer großen Wohnung und werden von einem ambulanten Pflegedienst versorgt. Jeder hat auf der Basis eines Einzelmietvertrages sein privates Zimmer mit eigenen Möbeln; ein zentraler Wohnbereich, Küche und Wirtschaftseinrichtungen werden gemeinschaftlich genutzt. Der Vermieter der Wohnung soll nicht den Pflegedienst stellen. Die Verantwortung für die Wohngemeinschaft, z. B. bei der Auswahl neuer Mitbewohner oder der Dienstplangestaltung des Pflegedienstes, liegt in den Händen der Mieter bzw. ihrer (vertretungsberechtigten) Angehörigen. Fast alle Mieter können bis an ihr Lebensende in der Wohngemeinschaft bleiben.

Im Mittelpunkt des Lebens steht die gemeinsame Alltagsgestaltung. Dabei werden die Mieter durch einen Pflegedienst rund um die Uhr unterstützt, den sie gemeinsam ausgewählt haben und wieder kündigen können. Mindestens ebenso wichtig wie Pflegekräfte sind in diesem Modell Haushaltsmitarbeiter (sog. Alltagsbegleiter oder Präsenzkräfte), die den Tagesablauf in der WG gestalten und die Mieter daran beteiligen. Durch die familienähnliche Atmosphäre, die den bisherigen Lebenserfahrungen eher entspricht als die Betreuung in einem Heim, soll das Wohlbefinden der Mieter verbessert und ihnen ein Gefühl von Sicherheit und Geborgenheit vermittelt werden.

An den Kosten dieser häuslichen Pflege beteiligt sich die Pflegekasse im Rahmen der Pflegesachleistung (siehe 10.7 „Leistungen der Pflegekasse bei häuslicher Pflege"). Sind die Grundpflege und hauswirtschaftliche Versorgung im Einzelfall sichergestellt, so können mehrere Pflegebedürftige die Pflege- und Betreuungsleistungen eines Dienstes gemeinsam in Anspruch nehmen („poolen") und die dadurch entstehenden Synergieeffekte nutzen.

Die Möglichkeit des Poolens eröffnet auch neue Chancen, wenn sich mehrere Pflegebedürftige in enger räumlicher Umgebung, z. B. im Betreuten Wohnen oder im Wohnquartier, zu einer Versorgungsgemeinschaft zusammen schließen.

10 Kosten und Finanzierung

10.1 Wie viel ist familiäre Pflege wert?

Das von der Pflegekasse gezahlte Pflegegeld muss kein Maßstab sein für die Vergütung eines Angehörigen, der die Pflege leistet. Die Geldleistungen, die in den Pflegestufen jeweils gezahlt werden (z. B. 420 Euro in der Pflegestufe II), erweisen sich im Einzelfall als zu niedrig. Denn neben dem zeitlichen und psychischen Einsatz in der Pflege und den berechenbaren Leistungen wie Unterkunft, Verpflegung, Wäschepflege usw. spielen auch persönliche Vorstellungen von familiärer Verpflichtung eine Rolle, z. B. die Rückerstattung der früheren elterlichen Zuwendung oder die finanziellen Verhältnisse der Pflegebedürftigen und Pflegenden.

Es ist sicherlich vertretbar und viele finden es selbstverständlich, dass dem Pflegenden neben dem persönlichen Einsatz nicht auch noch finanzielle Lasten zugemutet werden. Deshalb könnte er z. B. den Ausgleich seiner Kosten erwarten: Fahrtkosten, Kosten für Verpflegung und Wäschepflege, (Körper-)Pflegeartikel usw. Hat er den Pflegebedürftigen in seinen Haushalt aufgenommen, so sind ein angemessener Mietanteil (z. B. auf der Basis der ortsüblichen Vergleichsmiete) und eine Beteiligung an den Heiz- und Nebenkosten berechtigt. Die Zusammensetzung und Höhe der Kostenanteile sollte man in einer schriftlichen Notiz festhalten und mit dem Pflegebedürftigen verrechnen, um damit Auseinandersetzungen in der Familie vorzubeugen.

Ob man sich den Zeitaufwand der Pflegeleistungen bezahlen lässt (eine Art Stundenlohn), ist sicher Geschmackssache, besonders wenn dies über eine finanzielle Anerkennung hinausgeht. Aber auch hier spielen persönliche Vorstellungen und die finanziellen Verhältnisse im Einzelfall eine Rolle. Hat

z. B. der Pflegende seine Berufstätigkeit reduziert oder ganz aufgegeben? Ist er auf den Verdienst angewiesen? Ist die Pflege außergewöhnlich belastend oder zieht sich über lange Zeit? Lebt der Pflegebedürftige in guten materiellen Verhältnissen?

Ohne dazu rechtlich verpflichtet zu sein, ist in solchen Fällen ein familiärer Pflegevertrag in Betracht zu ziehen, evtl. mit notarieller oder anwaltlicher Hilfe. Hier kann man klare Vereinbarungen treffen, für welche Leistungen ein Angehöriger wie honoriert wird. Dem Pflegebedürftigen gibt der Vertrag die Sicherheit, dass die Pflege gerne und auf Dauer geleistet wird. Für den Pflegenden ist ein Pflegevertrag mit geregelten Leistungen sicherer als z. B. ein Erbversprechen. Das zugesagte Vermögen könnte ja durch einen längeren Heimaufenthalt verbraucht werden oder der Pflegebedürftige könnte zu einem späteren Zeitpunkt andere als Erben einsetzen.

Vertraglich vereinbarte finanzielle Leistungen für Pflegetätigkeiten sind keine Schenkungen, die später im Falle von Sozialhilfebedürftigkeit zurückverlangt werden müssten. Wenn der Pflegebedürftige Haus- und Grundbesitz hat, kann man auf die sofortige Auszahlung der Pflegevergütung verzichten und den Anspruch darauf durch Eintragung einer Grundschuld sichern. Damit kann ein Pflegevertrag späteren Erbauseinandersetzungen vorbeugen.

10.2 Unterhaltsleistungen

Die einzige rechtlich begründete Verpflichtung zwischen volljährigen Verwandten ist die Unterhaltspflicht. Wer bedürftig ist, kann von den dafür gesetzlich vorgesehenen Verwandten in gerader Linie Unterhalt verlangen. Dabei handelt es sich in aller Regel um Unterhalt in Geld oder Geldeswert. Der Unterhaltsbedürftige kann keine persönlichen Hilfeleistungen, z. B. Kochen oder Putzen, beanspruchen. Der Unterhaltspflichtige aber kann, wenn Unterhalt als Geldleistung von ihm beansprucht wird, diesen Anspruch abwehren, indem er persönliche Hilfeleistungen anbietet, sofern dies für den Unterhaltsbedürftigen zumutbar ist.

Als Verwandter in gerader Linie ist man nach dem Gesetz grundsätzlich unterhaltspflichtig; unterhaltsfähig aber nur dann, wenn zuvor der Unterhalt der eigenen Familie gesichert ist.

10.3 Die Finanzierung von leichtem Hilfebedarf

Die Leistungen der Pflegekasse setzen erst bei erheblicher Pflegebedürftigkeit ein, also erst dann, wenn eine Pflegestufe festgestellt worden ist (siehe 10.5 „Pflegestufen und Leistungen in der Pflegeversicherung"). Doch zuvor können schon erhebliche Mittel für Hilfe- und Pflegebedarf erforderlich sein, z. B. für:

- Besuchs- und Begleitdienste
- Betreuungskosten
- hauswirtschaftlichen Hilfebedarf (z. B. Einkaufen, Putzen)
- leichten, nicht täglichen Pflegebedarf (z. B. Badehilfe)

Die konkrete Kostensituation ist von Ort zu Ort unterschiedlich, je nachdem, ob ein Dienst z. B. mit ehrenamtlichen Helfern, Zivildienstleistenden oder hauptamtlichen Kräften betrieben wird. Die folgenden Beispiele können nur eine grobe Orientierung geben:

- Besuchsdienst durch einen ehrenamtlichen Hilfsdienst je Einsatz 5 Euro
- hauswirtschaftliche Verrichtung durch einen Servicedienst je Stunde 10 bis 14 Euro
- Baden durch einen Pflegedienst je Einsatz (20 – 30 Minuten) ca. 20 Euro
- große hauswirtschaftliche Versorgung durch einen Pflegedienst je Einsatz ca. 25 Euro
- Wäschepflege durch einen Pflegedienst je Einsatz ca. 18 Euro
- (Vergessen Sie nicht, wie viel eine Handwerkerstunde kostet!)

Diese Kosten muss der Kunde zunächst selbst tragen. Ist er nach seinen wirtschaftlichen Verhältnissen dazu nicht in der Lage, so kann die Gewährung von Sozialhilfe in Frage kommen (siehe 10.11 „Sozialhilfe bei häuslicher Pflege").

Der Gesetzgeber sieht nicht nur die Sicherstellung der Grundversorgung als notwendig an. Er führt im Sozialgesetzbuch XII auch Hilfen auf, die dazu beitragen können, Schwierigkeiten im Alter zu überwinden oder zu mildern und die einem alten Menschen die Möglichkeit bieten, am Leben in der Gemeinschaft teilzunehmen. Jeder Antrag hat umso größere Chancen auf Bewilligung, je konkreter und ausführlicher er begründet ist.

10.4 Die Pflegeversicherung

Zum 1. Juli 2008 ist das Pflegeversicherungsgesetz von 1995 weiterentwickelt worden. Unter dem Dach der jeweiligen Krankenkassen oder privaten Krankenversicherungen sind die Pflegekassen eingerichtet. Die meisten Bürger sind gesetzlich oder privat pflegeversichert. Die Pflegekassen erbringen auf Antrag ihre Leistungen entsprechend dem individuellen Pflegebedarf.

Die wirtschaftliche Situation des Versicherten, sein Einkommen und Vermögen, ist (bis auf die Leistungen zur Wohnraumanpassung) ohne Bedeutung. Fünf Wochen nach Antragstellung soll dem Versicherten die Entscheidung der Pflegekasse schriftlich mitgeteilt werden. In dringenden Fällen soll die Begutachtung durch den MDK innerhalb einer Woche nach Antragstellung erfolgen, z. B. wenn sich der Pflegebedürftige im Krankenhaus befindet oder palliativ gepflegt wird (lindernde Pflege bei fehlender Heilungsaussicht). Die Begutachtung soll innerhalb von zwei Wochen erfolgen, wenn die Angehörigen Pflegezeit in Anspruch nehmen wollen. In beiden Fällen soll der MDK den Antragsteller schriftlich informieren, welche Empfehlung er an die Pflegekasse weiterleiten wird.

Unter Berücksichtigung der Grundsätze
- Rehabilitation vor Pflege,
- ambulant vor teilstationär und
- teilstationär vor stationär

erbringen die Pflegekassen Leistungen
- bei häuslicher Pflege,
- bei Verhinderungspflege,
- zur Ausstattung mit Pflegehilfsmitteln und technischen Hilfen einschließlich Wohnraumanpassung,
- bei Tages- und Nachtpflege,
- bei Kurzzeitpflege,
- bei vollstationärer Pflege,
- zur sozialen Sicherung der Pflegepersonen,
- bei Pflegezeit nach dem Pflegezeitgesetz,
- zur Qualifizierung der Pflegepersonen,
- für Betreuungsangebote für Versicherte mit erheblicher Einschränkung der Alltagskompetenz.

Es besteht ein Rechtsanspruch auf Leistungen der Pflegekasse, wenn eine Pflegestufe vorliegt und die versicherungsrechtlichen Voraussetzungen (u. a. zwei Jahre Wartezeit) erfüllt sind. Auf Pflegeberatung und Leistungen für Pflegebedürftige mit erheblichem allgemeinem Betreuungsbedarf (Menschen mit Demenz) kann auch ohne Pflegestufe ein Anspruch bestehen.

Einige Versicherungsgesellschaften bieten den Abschluss einer privaten Pflegezusatzversicherung an, die die Leistungen der gesetzlichen Pflegeversicherung aufstockt. Das Bundesministerium für Gesundheit (Anhang 5) bietet ein Bürgertelefon zur Pflegeversicherung.

10.5 Pflegestufen und Leistungen in der Pflegeversicherung

Pflegebedürftig im Sinne der Pflegeversicherung sind Menschen mit einer körperlichen, geistigen oder seelischen Krankheit oder Behinderung, bei denen auf Dauer in folgenden Bereichen Hilfebedarf für die gewöhnlichen und regelmäßig wiederkehrenden Verrichtungen im täglichen Leben besteht (Pflegebereiche):

- Körperpflege (Waschen, Duschen, Kämmen, Rasieren, Darm- und Blasenentleerung etc.)
- Ernährung (mundgerechtes Zubereiten oder Hilfe bei der Aufnahme der Nahrung)
- Mobilität (Aufstehen und Zubettgehen, An- und Auskleiden, Gehen, Verlassen der Wohnung etc.)

Neben diesen Pflegebereichen ist die

- hauswirtschaftliche Versorgung (Einkaufen, Kochen, Wohnungs- und Wäschepflege etc.)

ein weiterer Hilfebereich. Pflegebedürftigkeit wird in folgende Pflegestufen eingeteilt:

- **Pflegestufe I – erheblich pflegebedürftig**
  Voraussetzung: Mindestens ein täglicher Pflegeeinsatz von mindestens 90 Minuten Dauer. Davon mehr als 45 Minuten Grundpflege in mindestens zwei Pflegebereichen. Zusätzlich mehrfach wöchentlich hauswirtschaftliche Versorgung.
- **Pflegestufe II – schwer pflegebedürftig**
  Voraussetzung: Mindestens dreimal täglicher Hilfebedarf von insgesamt mindestens drei Stunden Dauer zu verschiedenen Tageszeiten. Davon mindestens zwei Stunden Grundpflege in den drei Pflegebereichen. Zusätzlich hauswirtschaftliche Versorgung.
- **Pflegestufe III – schwerst pflegebedürftig**
  Voraussetzung: Hilfebedarf rund um die Uhr, auch nachts. Mindestens vier Stunden Grundpflege in den drei Pflegebereichen. Zusätzlich hauswirtschaftliche Versorgung.

Tabelle 10.1: Leistungen der Pflegeversicherung nach Pflegestufen (in Euro)

Stufe	häusl. Pflege Sachleistungen*	häusl. Pflege Pflegegeld*	stationäre Pflege Sachleistungen
I	420,– (440,–)	215,– (225,–)	1.023,– (1.023,–)
II	980,– (1040,–)	420,– (430,–)	1.279,– (1.279,–)
III	1470,– (1510,–)	675,– (685,–)	1.470,– (1.510,–)

* siehe 10.7 „Leistungen der Pflegekasse bei häuslicher Pflege"

Die Pflegestufen werden auf der Grundlage eines MDK-Gutachtens von der Pflegekasse festgestellt. Sie gelten gleichermaßen für die häusliche wie für die stationäre Pflege. Tabelle 10.1 zeigt die Leistungen der Pflegeversicherung nach Pflegestufen (Stand Juli 2008, Beträge in Klammern ab Januar 2010).

In besonderen Einzelfällen kann die Pflegesachleistung der Pflegestufe III sowohl ambulant als auch stationär (hier in Stufen bis zum Jahr 2012) auf bis zu 1.918 Euro erhöht werden.

Die Leistungen der Pflegekassen sind auf die oben genannten Beträge begrenzt (gedeckelt). Fällt im Einzelfall innerhalb einer Pflegestufe höherer Finanzierungsbedarf für die Pflege an, so ist dieser aus eigenen Mitteln oder, wenn dies nicht möglich ist, im Rahmen der Sozialhilfe zu finanzieren.

10.6 Das Gutachten des MDK

Im MDK (Medizinischer Dienst der Krankenversicherung) nehmen Ärzte und Pflegekräfte Begutachtungen von Versicherten vor, die Leistungen der Kranken- oder der Pflegekasse beantragt haben. Unter anderem stellt der MDK den Pflegebedarf fest, wenn man erstmals Leistungen der Pflegekasse oder die Anerkennung einer höheren Pflegestufe beantragt hat. Die Begutachtung muss immer persönlich beim Pflegebedürftigen erfolgen.

Es empfiehlt sich auf jeden Fall, vor der Begutachtung über einen Zeitraum von mindestens zwei Wochen ein Pflegetagebuch zu führen, also zeitgenaue Aufzeichnungen über alle anfallenden Verrichtungen zu machen, sowohl über persönliche Hilfe und Pflege als auch über hauswirtschaftliche Hilfen. Ein vorbereitetes Pflegetagebuch bekommt man bei der Pflegekasse und findet es im Internet, z. B. bei der Deutschen Alzheimer Gesellschaft (Anhang 8).

Der Pflegebegriff der Pflegeversicherung zielt vorrangig auf körperliche, somatische Pflege. Bei Menschen mit Demenz liegt Pflegebedarf dann vor, wenn sich ein verwirrter Mensch zwar von seinen körperlichen Fähigkeiten her waschen könnte, er aber regelmäßig und unmittelbar angeleitet werden muss, wann und wie er dies tun soll. Die Pflegeperson sollte deshalb besonders den Anleitungs-, Begleitungs- und Beaufsichtigungsbedarf bei allen pflegerischen Verrichtungen deutlich machen, ohne den die Körperpflege und Hygiene nicht sichergestellt sind. Allein die Anwesenheit einer Pflegeperson zur allgemeinen Beaufsichtigung ist für die Pflegekasse noch kein Pflegebedarf.

Der pflegende Angehörige sollte eine Terminvereinbarung mit dem MDK treffen und bei der Begutachtung anwesend sein. Es geschieht immer wieder, dass dementiell veränderte Pflegebedürftige ihren Pflegebedarf als wesentlich geringer darstellen, als er tatsächlich ist. Auch gesunde alte Menschen neigen oft dazu, gegenüber dem begutachtenden Arzt ihre Selbstständigkeit und Autonomie stärker in den Vordergrund zu stellen als ihren Hilfebedarf. Angehörige sollten mit dieser Neigung sensibel umgehen, denn auf der einen Seite stärkt und erhält sie das Selbstwertgefühl des alten Menschen. Andererseits kann dieses Verhalten zu geringeren Bewertungen des Pflegebedarfs und damit zu nachteiligen Folgen bei den Leistungen der Pflegekasse führen.

Die Begutachtung durch den MDK erfordert Zeit. In zehn Minuten ist die Pflegesituation eines Menschen nicht zu erfassen. Man sollte die Dauer der Begutachtung notieren und darauf achten, dass jede Pflegeverrichtung und jeder hauswirtschaftliche Hilfebedarf durch den Gutachter festgehalten wird. Ebenfalls ist wichtig, dass der Zeitaufwand für die Pflege individuell erfasst wird. Die bei der Pflegebegutachtung vorgegebenen Zeitkorridore sind Leitwerte, wenn eine Laienpflegekraft eine Pflegeverrichtung vollständig selbst durchführt. Gerade bei der Pflege von Menschen mit Demenz und dem Ziel, deren vorhandenen Fähigkeiten zu erhalten, ist mehr Zeit zu investieren, um angeleitete selbstständige Handlungen zu ermöglichen.

Der MDK leitet das Pflegegutachten mit einer Empfehlung an die Pflegekasse weiter, die dann ihrerseits die Pflegestufe feststellt. Auf Antrag des Pflegebedürftigen oder seines Vertreters muss die Pflegekasse Einsicht in das Pflegegutachten gewähren. Hiervon sollte man auf jeden Fall Gebrauch machen, wenn man sich falsch eingestuft fühlt und ein Widerspruchsverfahren in Betracht zieht (siehe 10.12 „Widerspruch und Klage").

Das Pflegegutachten muss auch deshalb so genau wie möglich sein, da es dem Sozialhilfeträger als Entscheidungsgrundlage dient, wenn Leistungen im Rahmen der Sozialhilfe beantragt oder bezogen werden. Bei jeder Veränderung des Pflegebedarfs muss eine neue Begutachtung erfolgen (siehe 10.11 „Sozialhilfe bei häuslicher Pflege"), auch dann, wenn dies nicht zu einer höheren (oder niedrigeren) Pflegestufe bei der Pflegekasse führt.

10.7 Leistungen der Pflegekasse bei häuslicher Pflege

Bei den Leistungen der Pflegekasse in der häuslichen Pflege kann man wählen zwischen der Pflegesachleistung für einen zugelassenen Pflegedienst und dem Pflegegeld für eine selbst beschaffte Pflegekraft, z. B. einen Familienangehörigen (siehe 10.5 „Pflegestufen und Leistungen in der Pflegeversicherung").

Pflegesachleistung ist die häusliche Pflegehilfe, die durch einen Pflegedienst eigener Wahl im Haushalt des Pflegebedürftigen oder in einem anderen Privathaushalt erbracht wird. Nach dem Pflegeversicherungsgesetz soll dem Wunsch nach gleichgeschlechtlicher Pflege durch den Pflegedienst entsprochen werden. Zugelassen sind Pflegedienste, die mit den Pflegekassen einen Versorgungsvertrag geschlossen haben. Auch Einzelpersonen können unter bestimmten Voraussetzungen einen Versorgungsvertrag mit der Pflegekasse schließen. Reichen die (gedeckelten) Leistungen der Pflegekasse in den jeweiligen Pflegestufen nicht aus, so muss weiterer Pflegebedarf aus eigenen Mitteln des Pflegebedürftigen oder im Rahmen der Sozialhilfe finanziert werden.

Die Leistungen der Pflegedienste sind in Leistungsgruppen, sog. Modulen, zusammengefasst. So gibt es z. B. die Module „Teilwaschung" oder „Ganzwaschung mit Lagerung" oder „große hauswirtschaftliche Versorgung". Welche Module im Einzelnen welche Leistungen beinhalten, erläutert die Pflegekasse oder der ausgewählte Pflegedienst.

Das *Pflegegeld* ist eine Leistung der Pflegekasse an den Pflegebedürftigen. Wie er mit diesem Geld seine Pflege sicherstellt, z. B. durch den Einsatz Familienangehöriger, ist seine Sache. Entscheidet er sich für diese Leistung, so hat er halbjährlich (in der Pflegestufe III vierteljährlich) zur Sicherung der Pflegequalität einen Pflegeeinsatz durch einen von der Pflegeversicherung zugelassenen Pflegedienst in Anspruch zu nehmen. Ohne diesen „Kontrolleinsatz", der von der Pflegekasse bezahlt wird, werden die Leistungen u. U. gekürzt oder eingestellt.

Es ist auch eine *Kombination von Pflegesachleistung und Pflegegeld* in einem individuellen prozentualen Verhältnis möglich, wenn ein Pflegedienst nur zu bestimmten Verrichtungen in Anspruch genommen und ansonsten familiäre Pflege geleistet wird. Nimmt also der Pflegedienst beispielsweise 50% des Sachleistungsbudgets der jeweiligen Pflegestufe in Anspruch, so können an den Pflegebedürftigen außerdem 50% des entsprechenden Pflegegeldes gezahlt werden. Nimmt ein Pflegedienst bei einem Pflegebedürftigen der Pflegestufe II beispielsweise nur 490 Euro des Sachleistungsbudgets in Anspruch (50% von 980 Euro), so können noch 210 Euro Pflegegeld (50% von 420 Euro) an den Pflegebedürftigen gezahlt werden. Voraussetzung ist, dass die Kombinationsleistung zuvor mit der Pflegekasse vereinbart wurde.

10.8 Die soziale Sicherung der Pflegepersonen

Gestaffelt nach Pflegestufen werden im Rahmen der Pflegeversicherung Rentenversicherungsbeiträge für die Pflegepersonen auf deren Rentenversicherungskonto gezahlt. Voraussetzungen sind:

- dass von der Pflegekasse ein Pflegebedarf von mindestens 14 Stunden wöchentlich festgestellt worden ist,

- dass die Pflegeperson nicht mehr als 30 Stunden berufstätig ist und
- dass die Pflegeperson nicht bereits eine eigene Altersrente bezieht.

Der Anspruch kann auch bestehen, wenn Pflegezeit (siehe 6.11 „Pflegezeit nach dem Pflegezeitgesetz") genommen wird.

Die Pflegekassen müssen bereits bei dem Antrag auf Pflegeleistungen auf diesen Anspruch hinweisen. Um die Zahlung der Rentenversicherungsbeiträge zu erhalten, muss ein Antrag vom Pflegebedürftigen oder der Pflegeperson gestellt werden.

10.9 Ist Pflegegeld Einkommen?

Das an pflegende Angehörige weitergegebene Pflegegeld ist steuerfrei und wird nicht auf andere Sozialleistungen, die der Pflegende bezieht (z. B. Arbeitslosengeld oder Sozialhilfe), angerechnet. Anrechnungsfrei bleibt es in der Regel auch, wenn das Pflegegeld an Nachbarn oder Freunde weitergegeben wird und die Pflege auf einer sittlichen Verpflichtung (z. B. langjähriger gegenseitiger Hilfsbereitschaft) beruht.

Einkommen aus weitergegebenem Pflegegeld kann besteuert und auf Sozialleistungen angerechnet werden, wenn die Pflegetätigkeit erwerbsähnlichen Charakter hat.

Wer einen Pflegebedürftigen persönlich in der Privatwohnung betreut, kann dies bei der Einkommensteuer als „außergewöhnliche Belastung" geltend machen.

10.10 Sozialhilfe

Sozialhilfe nach dem Sozialgesetzbuch (SGB) XII tritt ein, wenn Leistungen anderer Sozialleistungsträger nicht möglich oder nicht ausreichend sind und der Hilfesuchende seinen Bedarf aus eigenen Mitteln nicht sicherstellen kann. Mehr noch als andere Sozialleistungsträger muss der Sozialhilfeträger die Besonderheit des Einzelfalles angemessen berücksichtigen und dies in der Begründung seiner (Ermessens-)Entscheidung deutlich machen.

Damit dies möglich ist, sollte in einem Antrag die pflegerische, soziale und wirtschaftliche Situation des Hilfesuchenden umfassend und detailliert dargestellt werden. Das Sozialamt darf eine beantragte Hilfe nicht einfach schematisch ablehnen.

Ein Anspruch auf Sozialhilfe besteht, wenn dem zuständigen Sozialamt auch ohne förmlichen Antrag bekannt wird, dass die Voraussetzungen vorliegen. Das Sozialamt muss auch Ansprüche auf Leistungen nach dem Sozialgesetzbuch XII prüfen, die vielleicht aus Unkenntnis nicht beantragt worden sind. Auch informiert das Sozialamt über mögliche Ansprüche bei anderen Sozialleistungsträgern.

Bevor man Sozialhilfe erhält, muss man sein gesamtes Einkommen und Vermögen (bis auf wenige Ausnahmen) für seinen Bedarf einsetzen. Ersparnisse bis zu 2600 Euro (Alleinstehende ab 60 Jahre) bzw. bis zu 3214 Euro (ältere Ehepaare) sind geschützt, ihr Einsatz wird nicht zugemutet. Angemessenes Wohnungseigentum ist zumeist dann geschützt, wenn es selbst bewohnt wird. Hat man die Sozialhilfebedürftigkeit absichtlich herbeigeführt, so können die Leistungen bis auf das zum Lebensunterhalt Unerlässliche gekürzt werden. Sozialhilfe erhält man nicht, wenn man seinen Lebensunterhalt durch die Rückforderung einer in den letzten zehn Jahren erfolgten Schenkung sicherstellen kann. Das Sozialamt erwartet weiterhin, dass man Ansprüche, die man z. B. aus Altenteils- oder Pflegeverträgen hat, geltend macht. Von den leiblichen Kindern werden Unterhaltszahlungen verlangt, soweit sie dazu in der Lage sind.

10.11 Sozialhilfe bei häuslicher Pflege

In familiären Pflegesituationen kann Sozialhilfe besonders dann in Betracht kommen, wenn Leistungen der Pflegekasse noch nicht gewährt werden (siehe 10.3 „Die Finanzierung von leichtem Hilfebedarf") oder zur Kostendeckung nicht ausreichen. Wenn auch keine sonstigen Leistungen und Pflegezulagen anderer Stellen gewährt werden (z. B. gesetzliche Unfallversicherung, Kriegsopferversorgung, Beamtenbeihilfen) und neben den Kosten des Lebensunterhaltes und der Miete keine persönlichen Mittel für den Pflegebedarf zur Verfügung stehen, kann ein Anspruch auf Sozialhilfe bestehen.

Das Sozialamt stellt auf der Basis des Pflegegutachtens des MDK und ggf. eigener Feststellungen den Umfang der erforderlichen Pflege fest. Die Feststellungen der Pflegekasse über Art und Umfang des Pflegebedarfs binden den Sozialhilfeträger und sind Grundlage für die Sozialhilfegewährung. Ändert sich der Pflegebedarf, werden z. B. weitere Pflege- und Hilfeleistungen erforderlich, so können die Kosten dafür nicht einfach dem Sozialamt in Rechnung gestellt werden. Es muss vorher über die Veränderung des Pflegebedarfs informiert werden, denn es wird immer nur die Sozialhilfe gewährt, die vorher beantragt und bewilligt worden ist.

10.12 Widerspruch und Klage

Jede Entscheidung eines Sozialleistungsträgers ist anfechtbar. Bereits bei der Antragstellung, z. B. bei der Pflegekasse oder beim Sozialamt, sollte man sich nicht mit einer mündlichen Auskunft begnügen, sondern um einen schriftlichen Bescheid bitten.

Gegen jeden Bescheid eines Sozialleistungsträgers kann man Widerspruch einlegen. Der Widerspruch muss schriftlich oder zur Niederschrift innerhalb eines Monats eingelegt werden. In diesem Fall wird die beanstandete Entscheidung nochmals geprüft, und ggf. wird dem Widerspruch ganz oder teilweise abgeholfen. Wird ein Widerspruch, evtl. auch nur zum Teil, zurückgewiesen, so kann man beim Sozialgericht gegen die Entscheidung klagen. Auch wenn zunächst keine Anwaltspflicht besteht, sollte man sich der Hilfe eines Anwaltes, am besten eines Fachanwaltes für Sozialrecht, oder eines privaten Pflegesachverständigen bedienen. Verfügt der Kläger nur über geringes Einkommen, so kann er Rechtsberatungs- und/oder Prozesskostenhilfe in Anspruch nehmen. Auch darüber berät der Anwalt oder das zuständige Amtsgericht.

Anhang: Adressen

1. AlzheimerForum, Alzheimer Angehörigen-Initiative
   Reinickendorfer Str. 61, 13347 Berlin,
   Tel. 030/47378995, *www.alzheimerforum.de*

2. Bundesarbeitsgemeinschaft Hilfen für Behinderte
   Kirchfeldstr. 149, 40215 Düsseldorf,
   Tel. 0211/310060, *www.bagh.de*

3. Bundesministerium für Arbeit und Soziales
   Wilhelmstr. 49, 10117 Berlin,
   Tel. 030/185272236, *www.bmas.bund.de*

4. Bundesministerium für Familie, Senioren, Frauen und Jugend
   Alexanderstr. 3, 10178 Berlin,
   Tel. 03018/555-0, *www.bmfsfj.de*

5. Bundesministerium für Gesundheit
   11055 Berlin,
   Tel. 030/18441-0, *www.bmg.bund.de*
   Bürgertelefon Pflegeversicherung 01805-996603

6. Bundesministerium der Justiz
   Mohrenstr. 37, 10117 Berlin,
   Tel. 030/18580-0, *www.bmj.bund.de*

7. Bundesnetzwerk Pflegebegleiter
   Bergstr. 60, 41749 Viersen,
   Tel. 02162/8191851, *www.pflegebegleiter.de*

8. Deutsche Alzheimer Gesellschaft
   Friedrichstr. 236, 10969 Berlin,
   Tel. 030/2593795-0, *www.deutsche-alzheimer.de*

9 Deutsche Gesellschaft für Gerontotechnik
Max-Planck-Str. 5, 58638 Iserlohn,
Tel. 02371/9595-0, www.gerontotechnik.de

10 Deutsche Gesellschaft für Humanes Sterben
Lange Gasse 2–4, 86152 Augsburg,
Tel. 0821/502350, www.dghs.de

11 Deutsche Hospiz Stiftung
Europaplatz 7, 44269 Dortmund,
Tel. 0231/7380730, www.hospize.de

12 Deutscher Hospiz- und Palliativverband
Aachener Str. 5, 10713 Berlin,
Tel. 030/83223893, www.hospiz.net

13 Deutsches Zentrum für Altersfragen
Manfred-von-Richthofen-Str. 2, 12101 Berlin,
Tel. 030/2607400, www.dza.de

14 Kuratorium Deutsche Altershilfe
An der Pauluskirche 3, 50667 Köln,
Tel. 0221/931847-0, www.kda.de

15 Verbraucherzentrale Bundesverband
Markgrafenstr. 66, 10969 Berlin,
Tel. 030/25800-0, www.verbraucherzentrale.de

16 Wohlfahrtsverbände in Deutschland:

Arbeiterwohlfahrt Bundesverband
Oppelner Str. 130, 53119 Bonn,
Tel. 0228/6685-0, www.awo.org

Deutscher Caritasverband
Karlstr. 40, 79104 Freiburg,
Tel. 0761/200-0, www.caritas.de

Deutscher Paritätischer Wohlfahrtsverband
Oranienburger Str. 13–14, 10178 Berlin,
Tel. 030/24636-0, www.der-paritaetische.de

Deutsches Rotes Kreuz
Carstennstr. 58, 12205 Berlin,
Tel. 030/85404-0, *www.drk.de*

Diakonisches Werk der Evangelischen Kirche Deutschland
Stafflenbergstr. 76, 70184 Stuttgart,
Tel. 0711/2159-0, *www.diakonie.de*

Zentralwohlfahrtsstelle der Juden in Deutschland
Hebelstr. 6, 60318 Frankfurt,
Tel. 069/9443710, *www.zwst.org*

Den Wohlfahrtsverbänden können hinzugerechnet werden:

Arbeiter-Samariter-Bund Deutschland
Sülzburgstr. 140, 50937 Köln,
Tel. 0221/47605-0, *www.asb.de*

Malteser Hilfsdienst
Kalker Hauptstr. 22–24, 51103 Köln,
Tel. 0221/9822-01, *www.malteser.de*

(Auf den Internetseiten oder im Telefonbuch finden Sie die örtlichen Verbände.)

Sachwortregister

Alltagskompetenz 145
Altenteilsverträge 112, 176
Altersbild 14
Alzheimer-Krankheit 36, 135
Antidementiva 140
Antidepressiva 141

Barrierefreie Wohnung 121
Begleitdienste 109, 167
Begleitung 29, 92
Belastbarkeit 30
Betreutes Wohnen 163
Betreuungsangebote, -kosten 109, 167
Bewegung 138

Charakterzüge 13

Demenz 18f, 25, 29
–, -cafés 145
–, erste Zeichen 134
–, Multi-Infarkt- 135
–, sekundäre 134
–, senile 133
–, und Sprache 36, 67, 75, 140
–, vaskuläre 135

Einzelbetreuung 145
Ekel 30, 94
Erholungsangebote 110

Fassade 25, 37
Fehldeutungen 79
Freiheit der Person 124, 126
Freiheitsentziehung 130

Geborgenheit 54, 79, 93
Gedächtnistraining/Gehirnjogging 23, 137
Gefühle/Gefühlswelt 25
Gelassenheit 22
Gerontopsychiatrie 133
Geschäftsfähigkeit 117
Geschäftsführung ohne Auftrag 124
Gesetzliche Betreuung,
–, Aufgabenkreise 128
–, Einwilligungsvorbehalt 129
–, gerichtliche 114
–, Verfahren 114, 128f
Gewalt/Gewalttätige Handlungen 84, 157

Häusliche Krankenpflege 151
Hausnotruf 148
Hauswirtschaftliche Hilfen/-versorgung 144, 164, 167, 170f
Heimpflegenotwendigkeit 162
Heimvertrag 161
Hilfsmittel 143, 148
Hygieneansprüche 44

Interpretieren 75
Intimität und Partnerschaft 71
Investitionskosten/Heim 162
Isolation, soziale 35

Körperkontakt 138
Kombinationsleitung 174
Konfliktmuster 13
Kultursensible Pflege 46

Lebensentwurf 29
Lebensgeschichte 90, 108, 138
Lebensstil, Lebensgewohnheiten 108, 137

MDK-Pflegegutachten 156, 162, 170f, 176
Memory-Kliniken 133
Mini-Mental-Status-Test 136

Nacktheit 81
Neuroleptika 141
Nootropika 141
Normalität 26
Normen 34

Orientierungshilfen 18
Ortswechsel 53

Persönlicher Barbetrag 162
Pflege
–, -bedarf 171, 176
–, -begleiter 123
–, -begriff bei Menschen mit Demenz 172
–, -berater 120
–, -bereiche 170
–, -geld/-geldleistung 154, 165, 171, 173
–, gleichgeschlechtliche 46, 173
–, -module 173
–, -qualität 174
–, -sachleistung 154, 164, 171, 173
–, -sachverständiger 61, 177
–, stationäre 171
–, -stützpunkt 142
–, -stufe 121, 154, 162, 167, 169ff
–, -tagebuch 171
–, -vertrag 166
–, -zeit 151f, 175
Pflegedienste
–, Auswahlkriterien 143
–, Versorgungsvertrag 150, 173

Pflegeversicherung/Pflegekasse 118, 148, 168ff
–, Bürgertelefon zur 169, 178
–, Leistungen der 154, 169f
Pflege- und Sozialmarkt 119, 120, 142f
Pflegezusatzversicherung 169

Rechtfertigender Notstand 127
Rechtsberatungs-/Prozesskostenhilfe 177
Reizarmut 100
Rentenversicherungsbeiträge 174
Rückzugsräume 56

Schamgefühl 46
Schenkung 166, 176
Schuldgefühle 78
Selbstbeherrschung 56
Selbstbestimmungsrecht 126, 131
Selbstgefühl/Selbstwertgefühl 137, 172
Selbsthilfegruppen 122
Soziale Kontrolle 34
Sozialgericht 177
Sozialgesetzbuch (SGB) XII 168, 175
Sozialhilfe 122, 143f, 149, 154, 156, 163, 166, 168, 173, 175ff
Sterbebegleitung 101

Traurigkeit 73

Überforderung 84, 157
Uhrentest 136
Unterbringung 127ff
Unterbringungsähnliche Maßnahmen 129f
Unterhalt/Unterhaltspflicht 166, 176

Verhalten, abweichendes 34
Verhaltensauffälligkeiten 100

Sachwortregister

Verkennungen der Wirklichkeit 138
Verrücktheiten 25, 98
Versorgungsplan 120
Verständigung 66
Verwirrtheitszustände 18, 53, 125
Vollmacht 111, 117, 161
Vormundschaftsgericht 125, 128f
Vorsorgevollmacht 113f, 128

Widerspruch 61, 173, 177
Wille
–, mutmaßlicher 115
–, natürlicher 132
Wohngemeinschaften 118, 164

Zärtlichkeit 71
Zeitkorridore 172
Zivilisation 81
Zwang 43f, 126f, 132

**Leseprobe
Erich Schützendorf: Das Recht der Alten auf Eigensinn**

Es gibt viele Normalitäten
Schleusen aus und in andere Welten

„Die Erwachsenen", sagt meine Tochter, „wissen alles und sonst gar nichts." Ich füge hinzu: „Die Großen Erwachsenen wollen auch nichts anderes wissen." Die Großen Erwachsenen bleiben in ihrer Wirklichkeit, die sie als Normalität verstehen, verhaftet. Sie wissen, was richtig und falsch, gut und böse, nützlich und wertlos, erfolgreich und überflüssig ist; und sie können sich überhaupt nicht vorstellen, dass es neben ihrer Sichtweise von der Welt und den Dingen in der Welt noch viele andere Sichtweisen gibt, die genauso sinnvoll und wirklich sind, wie ihre eigene.
Eine gute Bekannte von mir ist zum Beispiel so eine Große Erwachsene. Neulich war sie bei uns, als Lukas, mein 5-jähriger Sohn, eine neue Jeansjacke bekommen hatte. Lukas war besonders stolz auf das Preisschild, das als brauner Karton an der Jacke befestigt war. Er wollte das Preisschild unbedingt an seiner Jacke behalten. Ich weiß nicht genau, welche Bedeutung Lukas dem Preisschild gab, aber ich durfte es auf keinen Fall abreißen. Vielleicht bedeutete ihm das Preisschild ein Polizeiabzeichen, was weiß ich?
Er präsentierte also meiner Bekannten seine Neuerwerbung und sah dabei mit besonderem Stolz auf das braune Etikett. „Hast du eine neue Jacke, Lukas?" fragte die freundliche Bekannte. Lukas strahlte. „Die ist aber schön", schmeichelte ihm die Bekannte. Und eh Lukas reagieren konnte, riss sie das überflüssige Preisschild ab. „So", sagte sie, „jetzt siehst du doch wenigstens ordentlich aus."

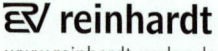

www.reinhardt-verlag.de

Lukas war den Tränen nahe. „Was hat er denn", fragte mich die liebe Bekannte. Was hätte ich ihr sagen sollen? Große Erwachsene verstehen nie etwas von selbst; und wie soll man es ihnen erklären? „So sind die Kinder", kommentierte die Bekannte das für sie rätselhafte Verhalten und begann mit mir über Wichtigeres zu sprechen.

Antoine de Saint-Exupéry beschreibt in seiner Geschichte vom „Kleinen Prinzen" die Großen Erwachsenen als „große Leute". Der Autor hatte ihnen als Kind eine Zeichnung von einer Riesenschlange gezeigt, die einen Elefanten verdaut. Die großen Leute hatten nur einen Hut aus der Zeichnung erkannt. Daraufhin hatte er ein zweites Bild gemalt, das den Elefanten sichtbar machte. Von da an wusste Saint-Exupéry, dass die großen Leute immer Erklärungen brauchen und dass sie nie etwas von alleine verstehen. Die Erklärungen mit der zweiten Zeichnung helfen den großen Leuten aber nicht weiter. Sie bleiben bei ihrer Sicht der Dinge und raten dem Autoren, das Malen von Riesenschlangen sein zu lassen und sich „mehr für Geografie, Geschichte, Rechnen und Grammatik zu interessieren". Sie raten ihm also, sich nicht aus der Welt der Großen Erwachsenen zu entfernen und stattdessen vernünftig zu bleiben.

So sind die Großen Erwachsenen: Was sie nicht verstehen, ist unlogisch, unvernünftig und sinnlos. Sie verstehen nichts von dem Sinn, den Lukas einem Preisschild zumisst, und nichts von der Bedeutung und Notwendigkeit der Phantasie, weil sie sich nicht aus ihrer rationalen und rationellen Sichtweise, die auf Nützlichkeit und Verwertbarkeit ausgelegt ist, herausgeben können.

Was macht es denn für einen Sinn, wenn ich eine Wand ohne Farbe anstreiche, fragt mich ein Altenpfleger und gibt sich damit als Großer Erwachsener zu erkennen. Ihm verschließt sich der Sinn für eine nutzlose, ineffektive und uneffiziente Tätigkeit. Deshalb versteht er auch nicht die alte Frau Hagen, die jeden Tag Schälchen mit Wasser auf den Fußboden ihres

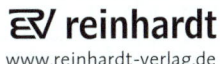

www.reinhardt-verlag.de

Zimmers stellt. Die alte Dame ist der Meinung, dass sie das Wasser für durstige Kaninchen bereitstellen muss. Für den Pfleger aber sind die Schälchen lästig und störend. Dauernd muss er aufpassen, dass er in keines hineintritt.

Frau Hagel, haben Sie schon wieder die Schälchen überall verteilt. Jetzt tun wir die mal weg,

belehrt er die alte Dame. Dann räumt er sich die Schälchen aus dem Weg. Frau Hagel hat es längst aufgegeben, dem Pfleger die Notwendigkeit der Wasserschälchen zu erklären. Sie stellt sie jedesmal wieder richtig, wenn der Pfleger aus dem Haus ist.

Eines Tages kommt eine Pflegerin als Vertretung ins Haus. Diese scheint Frau Hagel besser zu verstehen. Sie fragt nämlich

Na, Frau Hagel, haben die Kaninchen schon getrunken?
Ja,

antwortet Frau Hagel mit dem Blick eines Kindes, das sich verstanden fühlt.

Prima,

sagt die Pflegerin,

da können wir ja die Schälchen wegtun.

So sind die Großen Erwachsenen. Was sie stört, ist sinnlos und muss weg. Den Großen Erwachsenen bleibt die Sinnhaftigkeit der anderen Welten von Lukas, dem kleinen Prinzen und von Frau Hagel verschlossen. Pflegende, die sich nicht von den Sichtweisen der Großen Erwachsenen distanzieren können

℟ reinhardt
www.reinhardt-verlag.de

und die anderen Welten, die ihnen in der Pflege begegnen, nicht als sinnvoll begreifen können, werden schnell an den alten Menschen verzweifeln und mit ihren guten Absichten die Alten (und sich) zugrunde richten. Wer pflegt, muss erkennen, dass die Art und Weise, wie er seine Welt, seine Wirklichkeit wahrnimmt, von seinem Vorverständnis und seinen Meinungen über die Wirklichkeit abhängt. Er muss wissen, dass es neben seiner Wirklichkeit, die er für die Norm hält, noch viele andere Normalitäten gibt.

Leider begegne ich viel zu vielen Großen Erwachsenen in der Altenpflege. Sie treffen zwar täglich, stündlich und minütlich auf Menschen, die in andere Wirklichkeiten ver-rückt sind, verhalten sich ihnen gegenüber aber so wie jener freundliche Affe, der auf einem Baum sitzt und unter sich im Wasser einen Fisch beobachtet. Dieser Affe sagt zu dem Fisch:

Du Fisch, du ertrinkst.

Dann nimmt er ihn aus dem Wasser und setzt ihn zu sich auf einen Ast. Er nimmt dem Fisch, was dieser zum Leben braucht, und wundert sich, wenn dieser nicht mehr leben will. Wie bei dem Affen scheinen andere Welten bei Großen Pflegenden geradezu einen „Normalitätsreflex" auszulösen. Wandert Frau Runge ziel- und planlos mit schlürfenden Schritten über den Flur einer Pflegestation, wird sie von der freundlichen Kati gefragt:

Wo geht es hin, Frau Runge?

Frau Runge interessiert sich überhaupt nicht für das Ziel ihrer Wanderung, und sie versteht Katis Frage nicht. Vielleicht hätte es ihr gut getan, wenn Kati einfach ein Stück mit ihr gegangen wäre. Aber so sind die Großen Erwachsenen: Sie wollen wissen, wo es langgeht, denn sie erklären sich die Welt mit Wozu-, Weshalb-, Warum-Fragen. Sie lassen kaum eine Situation aus,

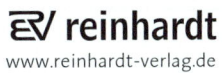
www.reinhardt-verlag.de

in der sie nicht reflexartig ihre Wozu-, Weshalb-, Warum-Fragen stellen. Unglücklicherweise erwarten sie, dass die Alten ihre Fragen wahrheitsgemäß beantworten. Sprich und sag die Wahrheit, lautet das Motto. Allerdings lassen sie nur die Wahrheit gelten, die ihrer Sicht der Dinge entspricht. Schreit Frau Gerster beim Erscheinen von Gerdi hysterisch:

> *Ich habe Schmerzen. Seit Stunden rufe ich um Hilfe. Niemand kommt. Ich hab so Schmerzen ...*

dann stellt Gerdi ihre Frage:

> *Was haben Sie denn, Frau Gerster?*
> *Wo haben Sie Schmerzen?*

Frau Gerster gibt in diesem Falle nicht nur die falsche Antwort, sondern sie schreit sie auch noch heraus:

> *Fragen Sie nicht so blöde.*
> *Helfen Sie mir.*

Für Gerdi, deren Frage nach dem Grund des Klagens falsch beantwortet wurde, ist die Sache klar: Frau Gerster hat keinen Grund zu klagen, also soll sie auch nicht klagen. Aber Frau Gerster will wahrscheinlich überhaupt nicht nach der Ursache ihrer Schmerzen gefragt werden, sie will wohl eher ernst genommen und getröstet und bemitleidet werden. Sie befindet sich eben nicht in Gerdis Welt der Kausalität, in der alles einen Grund hat. Sie will ihre Schmerzen haben und dies nicht begründen müssen. Statt also reflexartig eine „Wieso"-Frage zu stellen, nähme Gerdi sich besser Zeit, um sich auf die andere Welt von Frau Gerster einzustellen. Vielleicht könnte sie dann mit ihr über den Sch...laden schimpfen, in der man hilfsbedürftige Menschen alleine lässt, und hoffentlich könnte sie Frau Gerster Worte des Trostes zusprechen:

℞ reinhardt
www.reinhardt-verlag.de

> *Wie halten Sie das nur aus?*
> *Das müssen ja furchtbare Schmerzen sein.*

Frau Gerster bekäme auf diese Weise, was sie sich herbeigeschrien hat. Wer aber – und hier will ich noch einmal daran erinnern, dass eine Ursache für Erziehung das Leiden der Pflegenden ist – nach dem Grund des Klagens fragt, will den Grund beseitigen. Gerdi erträgt nämlich nicht die klagende Frau Gerster und sie fürchtet die Klagelieder noch zu verstärken, wenn sie sich auf den Seelenzustand von Frau Gerster einlässt und sie tröstet.

> *Am Ende hört die überhaupt nicht mehr mit Klagen auf,*

sagt die Pflegerin. Zusätzlich befürchtet sie, mit der Zeit von allen Kollegen als Einzige übrig zu bleiben, die Frau Gerster trösten muss.

> *Frau Gerster hört nicht auf zu klagen, und ich bin die Einzige, die sich das anhören muss,*

gibt sie zu bedenken. Also bekämpft sie den „Defekt", unter dem sie leidet. Könnte Gerdi doch wie die Großväter von Lukas sein. Dann wäre sie in der Lage, Frau Gerster Trost zu spenden, ohne sich „auffressen" zu lassen.

Auszug aus (S. 133–137):

Erich Schützendorf
Das Recht der Alten auf Eigensinn

Ein notwendiges Lesebuch für Angehörige und Pflegende
(Reinhardts Gerontologische Reihe; 13)
4. Aufl. 2008. 228 Seiten. (978-3-497-01662-4) kt

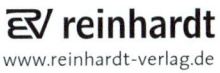

www.reinhardt-verlag.de

Naomi Feil / Vicki de Klerk-Rubin
Validation

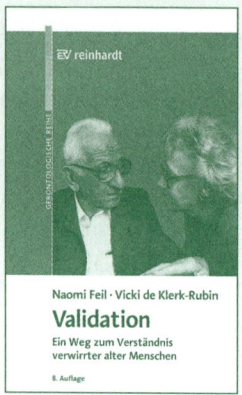

Ein Weg zum Verständnis verwirrter alter Menschen
(Reinhardts Gerontologische Reihe; 16)
8., überarb. und erw. Aufl. 2005. 166 Seiten. 2 Abb. 5 Tab.
(978-3-497-01794-2) kt

Naomi Feil hat für den Umgang mit desorientierten alten Menschen die Methode der Validation entwickelt. Validation akzeptiert den Menschen so, wie er ist. Die Gefühle und die innere Erlebniswelt des verwirrten Menschen werden respektiert. Diese Menschen in ihrer eigenen Welt zu erreichen – das ist die Kunst der Validation.
Das Buch ist ein unverzichtbarer Leitfaden für alle, die mit der Behandlung und Pflege desorientierter Menschen betraut sind.

⧉ reinhardt
www.reinhardt-verlag.de

Vicki de Klerk-Rubin
Mit dementen Menschen richtig umgehen

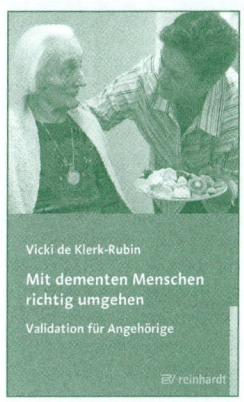

Validation für Angehörige
Aus dem Englischen übersetzt von Elisabeth Brock
(Reinhardts Gerontologische Reihe; 38)
2006. 126 Seiten. 16 Abb.
(978-3-497-01835-2) kt

Wie lernt man die wunderliche Welt demenzkranker Menschen besser verstehen? Wie geht man mit schwierigen Verhaltensweisen in Alltagssituationen einfühlsam um? Hier hat sich die Methode der „Validation" bewährt: Sie zeigt, wie man auf verwirrte alte Menschen verständnisvoll eingeht. Pflegeprofis verwenden und schätzen sie seit langem. Mit diesem Buch lernen Angehörige, Nachbarn und Freunde, die einen nahestehenden Menschen mit Demenz betreuen, die Methode kennen.

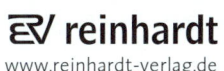

www.reinhardt-verlag.de

Virginia Bell / David Troxel
Richtig helfen bei Demenz

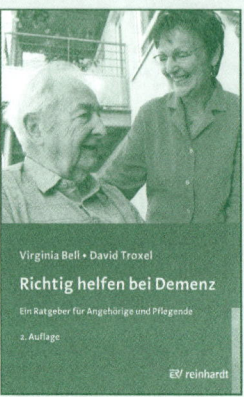

Ein Ratgeber für Angehörige und Pflegende
Aus dem Amerikanischen von Andreas Wimmer
(Reinhardts Gerontologische Reihe; 28)
2. Aufl. 2007. 257 Seiten.
(978-3-497-01922-9) kt

Dieses Buch gibt Angehörigen und Pflegenden neuen Mut: Es zeigt, wie man die Lebensqualität für die Betroffenen verbessern und mit schwierigen Verhaltensweisen umgehen kann. Dabei vermitteln die Autoren eine Grundhaltung von Vertrauen, Wertschätzung und Optimismus. Der Helfer lernt, wie er für den Erkrankten trotz fortschreitender Persönlichkeitsveränderung Vertrauensperson („Best Friend") wird oder bleibt, die ihm im Alltag beisteht, ihn ermutigt, Freude mit ihm teilt und der er ohne Scham sein Herz ausschütten kann. Anhand von Fallbeispielen wird gezeigt, wie man Demenz-Patienten in Phasen der Trauer, Angst oder Wut beistehen kann.

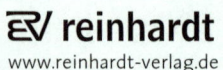
www.reinhardt-verlag.de